청년기 건강

손현미

홍윤경

부산대학교 교양 시리즈 19

청년기 건강

손현미

홍윤경

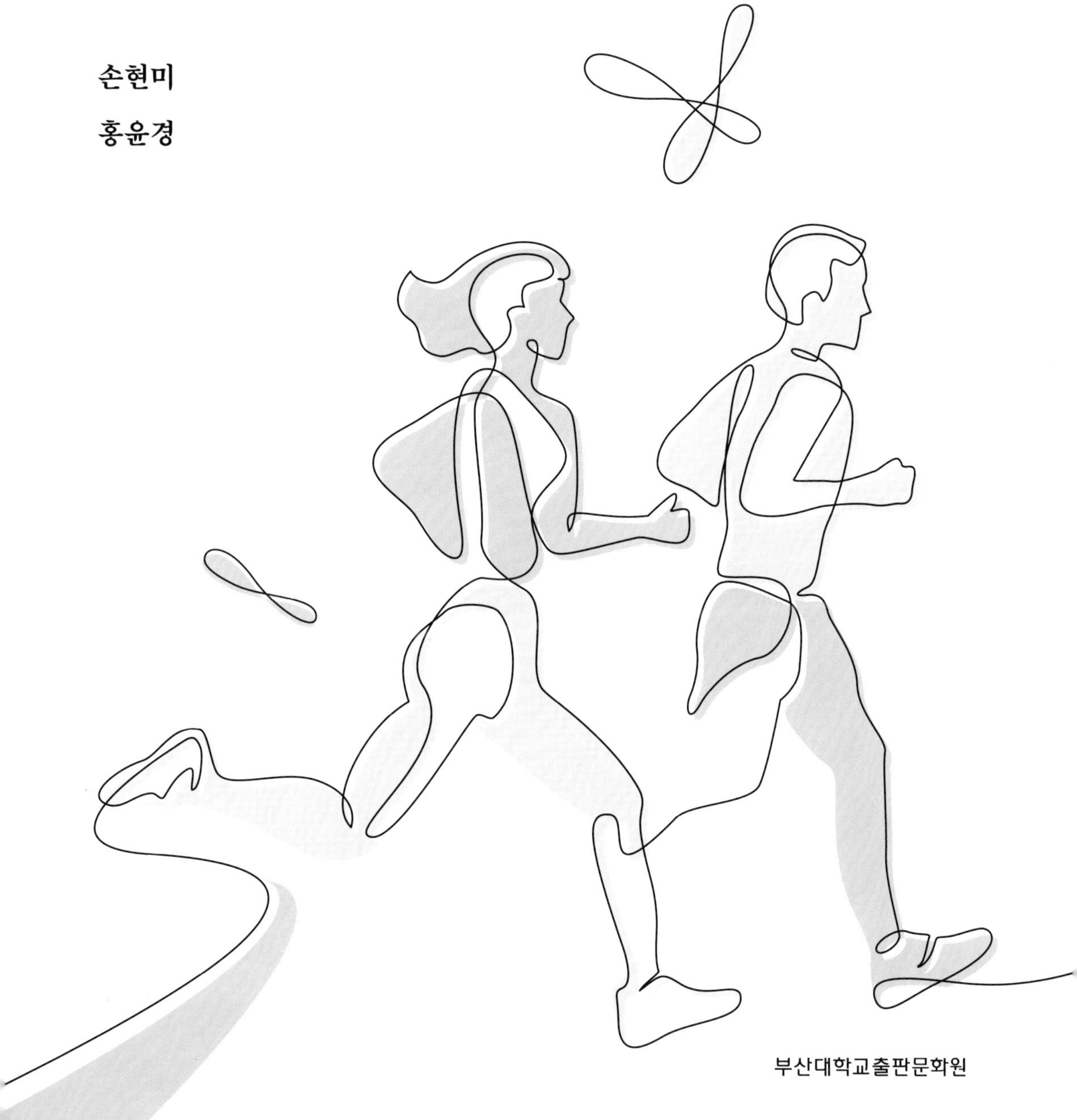

부산대학교출판문화원

저자 서문

이 책은 초기 성인기, 즉 청년기인 대학생의 건강수준을 향상하고 건강관리 능력을 함양하기 위한 교양교과목인 '청년기 건강'의 교재로, 국립대학 육성사업의 일환인 교양교과목 교재 개발 사업에 선정되어 이번에 새롭게 발간하게 되었습니다.

건강에 대한 관심과 이를 위한 노력은 인간의 삶에서 더 이상 선택적 요소일 수 없습니다. 오랜 기간 동안 인간은 건강유지와 증진, 각종 질병과 손상을 예방하기 위해 많은 노력을 기울여 왔습니다. 이러한 노력들로 사람들은 자신의 건강을 더 잘 관리하게 되었고, 이를 위해 좋은 영양을 섭취하고 신체활동을 하며, 담배나 환경오염과 같은 건강에 해로운 것들을 피하려고 합니다. 감염병 예방을 위해 위생 수칙을 지키고, 스트레스와 같은 건강 위험요인들을 관리하거나 제거하기 위해 노력합니다. 그리고 이러한 삶의 방식은 생활습관의 중요한 일부가 됩니다.

건강한 생활습관을 형성하는 것은 개인뿐 아니라 국가와 건강전문가 모두에게 주요한 과제입니다. 한국인의 기대수명은 2017년에 82.7세로 점차 증가하는 반면, 질병 없이 건강한 삶을 누리는 건강수명은 64.4세로 오히려 감소하고 있습니다. 이는 환경변화, 신종 감염병, 건강 위험요인의 증가 등과 무관하지 않을 것입니다. 개인이 건강한 삶을 누리기 위해서는 건강한 생활습관을 통해 건강행위를 실천하고 건강위험 요인을 제거하기 위한 노력을 기울여야 합니다. 또한 국가적 차원에서는 모든 사람이 건강서비스에 쉽게 접근할 수 있게 하고, 건강 관련 비용을 줄이면서 국민의 건강수준과 삶의 질 향상을 위해 적절한 보건체계를 갖추어 건강정책을 실행해야 합니다. 그리고 개인은 합리적 의료소비자로서 이러한 건강정책과 보건의료 체계를 이해해야 하며, 자신의 건강보호와 건강증진을 위해 건강위험 요인과 건강행위, 건강관리 방법에 대해 이해하여 실천해야 합니다.

건강에 대한 이러한 높은 요구에도 불구하고, 대학생 시기인 청년기는 건강관리에 대한 관심도가 다른 생애주기에 비해 많이 낮은 경향이 있습니다. 청년기는 생애주기에서 생물학적, 생리학적 기능이 최고 수준에 도달하나 노화가 시작되는 시기이기도 합니다. 또한 신체적 성숙뿐 아니라 정신적, 정서적, 지적, 사회적 성숙 등 다양한 변화와 발달이 일어나는 주요 단계로, 이후 성인기와 중년기, 노년기까지의 건강과 삶의 질을 좌우할 건강생활의 바탕을 닦는 중요한 시기입니다. 이 때문에 청년기는 건강유지 및 증진, 질병예방에 대한 총체적 이해를 바탕으로 올바른 건강행위를 실천함으로써 평생 건강의 초석을 마련해야 합니다.

그러므로 본 교재는 건강에 대한 관심이 적은 대학생이 성인기의 건강변화를 이해하여 건강한 삶을 누릴 수 있도록 청년기부터 시작해야 하는 건강관리의 필요성을 인식시키고 건강관리에 대한 관심 또한 증진시키고자 그와 관련된 내용으로 구성하였습니다. 또한 청년기에 흔히 발생하는 증상부터 만성질환에 이르기까지 성인기에 필수적으로 알아야할 지식과 정보를 포함하여 성인기 건강에 대한 포괄적 이해를 돕고자 하였습니다. 무엇보다 저자는 본 교재가 건강관련 삶의 질 향상을 위해 스스로의 건강관리, 즉 자기 돌봄(self-care)의 지식과 기술을 습득하기 위한 안내서로 활용될 수 있도록 최근 통계자료와 최신 이슈를 포함하여 실제적인 실천방안을 제시하고자 노력하였습니다. 이러한 목표를 위해 각 장에서 다루는 중요 사항을 간단히 소개하면 다음과 같습니다. 먼저 1장에서는 건강과 질병, 건강행위에 대한 개념을 명확히 이해하여 청년기 건강관리의 필요성과 인식을 개선하고자 하였으며, 현명한 의료소비자로서 살아가기 위해 알아야 할 보건의료체계와 주요 국가보건정책에 대한 내용으로 구성하였습니다. 2장에서는 성인기 신체의 구조 및 주요 기능을 다루어 청년기 신체발달에 대한 지식과 건강관리의 필요성을 강조하였으며, 3장에서는 건강수준을 유지하고 증진시키는 데 필수적인 건강생활습관 형성을 위한 주요 건강행위에 대해 살펴보았습니다. 4장에서는 청년기의 중요한 과제인 건강한 관계 형성을 위해 성 역할과 성 정체성, 성적 지향성에 대한 개념을 이해하고 최근 더욱 이슈가 되고 있는 성인지적 관점에서의 성 평등에 대해 논하였습니다. 또한 관계와 사랑, 성적자기결정권에 대해 살펴보고, 다양한 피임법들 중 자신에게 맞는 올바른 피임방법을 선택하여 실천함으로써 계획 임신과 건강한 성 생활을 위한 방안을 모색하고자 합니다. 5장에서는 청년기에 경험할 수 있는 주요 증상에 대한 원인과 관리법을 소개하고, 특히 성인기에 높은 유병률을 보이는 암을 비롯한 고혈압, 심장질환 등의 주요 만성질환에 대해 최신 근거를 바탕으로 예방 및 관리법을 제시함으로써 질병에 대한 정확한 지식을 획득할 수 있도록 구성하였습니다. 6장에서는 청년기의 주요 건강 위해 요인인 음주와 흡연, 약물과 같은 물질 중독과 스마트폰, 도박과 같은 행위 중독에 대해 살펴보고, 7장에서는 정신건강을 위해 스트레스에 대한 이해와 효과적 관리방법을 살핌과 동시에 청년기 주요 정신건강 문제인 우울증과 자살에 대해서도 함께 다루었습니다. 마지막으로 8장에서는 신체, 정신, 사회적, 영적으로 완전한 안녕상태인 건강하고 행복한 삶을 영위하기 위한 삶의 중요 요건에 대해 논함으로써 건강한 삶을 위한 통합적 접근을 시도하고자 하였으며, 최근 건강의 영향요인으로 이슈가 되고 있는 환경과 안전에 대해서도 짧게나마 살펴보았습니다.

아무쪼록 본 교재가 청년기인 대학생뿐 아니라 성인기의 주요 건강문제에 대한 관리방법과 건강생활습관 형성을 위한 실천방안을 모색하여 건강한 삶을 영위하고 평생 건강의 초석을 마련하고자 하는 성인기 독자의 이해를 돕는 데에도 조금이나마 도움이 되었으면 하는 바람입니다. 또한 이후 교재의 완성도를 높이기 위해 저자는 계속해서 본 교재를 수정, 보완해 나갈 것입니다. 끝으로 이 책이 나오기까지 교재출판의 필요성을 이해하고 주관해주신 교양교육원 송성수 원장님과 임재현 팀장님, 그리고 출판을 위해 지원해 주신 부산대학교 출판문화원 차윤정 원장님과 박지영 선생님에게도 감사의 말씀을 드립니다.

목 차

1장 건강과 청년기 건강관리

- 1. 건강과 질병
- 2. 보건의료체계와 국가보건정책
- 3. 청년기 건강관리

1장 건강과 청년기 건강관리

1. 건강과 질병

1) 건강

(1) 건강의 정의

건강하다는 것의 의미는 무엇일까? 사람들은 이런 질문을 받았을 때 자신의 경험, 신념, 종교 등에 기반하여 건강에 대해 말할 것이다. 물론 이러한 정의도 자신이 처해 있는 상황이나 연령에 따라 달라질 수 있다. 이전에는 건강을 신체적인 측면에서 '질병이 없는 상태'로 보기도 하였다. 하지만 사람들이 일상생활에 적응하여 살아가기 어렵게 만드는 만성질환이 증가하면서 건강에 영향을 미치는 생물적·심리적·사회적인 요인들에 대한 관심이 증가하게 되었다.

1948년 세계보건기구(WHO)는 건강을 '질병이 없거나 허약하지 않은 것만을 뜻하는 것이 아니라 신체적·정신적·사회적으로 완전한 안녕(well-being) 상태'로 정의하였다. 이는 건강을 질병이 없고 신체적으로 튼튼할 뿐 아니라 정신적으로 안정되고 사회적으로 평안한 상태로 봄으로써 신체와 정신의 연결을 강조하고 나아가 이를 사회적 차원으로도 해석한 것이다.

만성질환이 증가할수록 이를 예방하고 건강을 증진하기 위한 자기 돌봄 능력과 건강에 대한 책임도 높아지고 있다. 이러한 측면에서 건강은 질병과 높은 수준의 안녕 사이의 연속선을 따라 움직이는 상태로 볼 수 있으며, 개인은 자신이 놓여 있는 위치에서 어느 방향으로 움직이는가에 따라 안녕이나 질병 상태에 가까워질 수 있다(Miller, 2005, 재인용).

(2) 건강행동

사람들은 질병이나 장애에 취약해지거나, 이에 따른 심각성을 알게 되면 건강행동을 하게 된다. 또한 건강증진을 위한 행동이 자신에게 이익이 되는 것과 그러한 행동을 방해하는 장애물이 무엇인지를 인지하게 되면 건강행동을 실천하는 데 좀 더 용이해진다(Becker & Rosenstock, 1984). 하지만 이러한 신념이 있더라도 모두 건강행동으로 실천되는 것은 아니다. 그래서 건강행동을 실천하기 위해서는 행동으로 인해 좋은 결과를 기대할 수 있고, 주변 사람들로부터도 긍정적 평가를 받을 것으로 예상하며, 자신이 스스로의 행동을 잘 수행하고 통제할 수 있다는 자기효능감이 높아져야 건강행동을 보다 잘 실천하게 된다(Ajzen, 1991).

2) 질병

(1) 질병의 정의

인간의 육체를 어떤 기능을 가진 다양한 부품들로 이루어진 하나의 기계로 본다면, 질병은 신체 중 일부 또는 전부가 기능 장애를 일으킨 것으로 정의된다. 하지만 이러한 개념은 정신의 중요성을 간과하고 사회문화적 조건이나 인간을 둘러싼 상황을 고려하지 않은 것으로, 만성질환을 설명하고 이해하는 데 한계를 가진다. 이에 따라 질병 자체에 대한 병리적 특성과 의학적 치료에 대한 관심만큼이나 질병으로 인해 일상생활 수행이 얼마나 제한되며 질병이 삶의 질을 어느 정도 침해하는가에도 관심이 더욱 높아지고 있다.

(2) 질병발생

질병은 병인, 숙주, 환경의 불균형으로 인해 발생된다. 병인은 질병을 일으키는 화학물질이나 영양소와 같은 요소이고, 숙주는 병인이 기생하는 대상으로 삼는 인간, 동물과 같은 생물이며, 환경은 인간숙주를 둘러싼 물리적·생물학적·사회경제적 환경을 말한다. Clark(1955)는 병인, 숙주, 환경이 서로 상호작용하면서 환경이 병인이나 숙주 중 어느 쪽에 유리하게 작용하느냐에 따라 질병이 발생한다고 설명하였다. 하지만 만성질환을 일으키는 요인들로 개인적, 정신적, 환경적, 유전적 등 다양한 측면에서의 요인들이 복합적으로 작용하여 질병이 발생된다는 근거들이 밝혀지면서 질병의 발생을 설명하기 위해서는 이전과는 다른 모델이 필요하게 되었다.

(3) 질병행동과 환자역할행동

진단이 내려지기 전 사람들은 질병행동을 하며 자신의 몸을 살피고 증상을 판단, 해석하여 치료를 위해 병원을 방문하거나 스스로의 노력으로 이를 해결하고자 한다. 하지만 모든 사람들이 질병행동에 적극적이지는 않다. 사람들은 스트레스 및 불안과 같은 개인적 요인과 성별, 연령, 사회문화적·경제적 요인에 따라 질병에 대한 반응이 다를 수 있기 때문이다. 또한 질병으로 인해 나타난 증상이 얼마나 심각한지, 일상생활을 얼마나 방해하는지, 증상이 나타나는 횟수는 어떠하며 얼마나 지속되는지, 낙인이 찍힐 위험성이 높은 질환인지, 자신이 가진 개념 등에 따라 질병행동은 달라진다(Brannon et al., 2019).

사람들은 질병에 대한 진단을 받은 후에는 자신을 환자로 지각하여 질병을 치료하고 상태를 회복하려는 환자역할행동(Kasl & Cobb, 1966)을 하게 된다. 환자역할행동을 하는 개인은 건강문제에 대해 결정할 수 있고 정상적 의무로부터 면제될 수 있으며 도와줄 사람에게 의존할 수 있는 권리를 가진다. 이와 함께 회복과 건강을 위해 일상적인 건강 돌봄 관리를 하며 건강 돌봄을 위한 자원을 사용해야 하는 의무도 가지게 된다(Segall, 1976).

3) 건강증진(Health promotion)

(1) 건강증진개념

건강증진은 질병을 예방하고 현 건강상태를 유지하는 수준을 넘어 현재 자신은 건강하다고 생각할 지라도 바람직하지 않은 일상생활습관을 개선하고 자기 건강 돌봄 능력을 향상시킴으로써 건강에 영향을 미치는 사회적·환경적·경제적 조건들을 변화시키는 적극적 행동을 통해 더 높은 수준의 건강상태로 나아가려는 과정이다.

(2) 1차, 2차, 3차 예방

건강증진의 과정은 질병의 자연사(Clark & Leavell, 1965)에 대한 예방의 측면에서 1차 예방, 2차 예방, 3차 예방으로 구분된다(표 1-1).

- **1차 예방 :** 고위험집단을 찾아내어 조언과 상담을 통해 질병이 발생하는 것을 예방하고자 한다.(예 : 예방접종, 국가건강검진, 보건교육 등)
- **2차 예방 :** 질병의 유병 기간을 줄이기 위해 위험 행태를 변화시킴으로써 질병 악화를 예방하고자 한다.(예 : 투약 교육, 식이요법 교육 등)
- **3차 예방 :** 질병으로 인한 장애와 합병증을 예방하고 삶의 질 향상을 추구한다.(예 : 보호 장비 사용에 대한 교육, 재활교육 등)

<표 1-1> 질병의 자연사 단계와 예방

질병단계	비 병원성기	조기 병원성기	조기 질환기	발현된 질환기	회복기
과정	병인-숙주-환경의 상호작용, 숙주의 저항력	병인의 자극 형성, 숙주의 면역 강화	초기 병적 변화, 병인 자극에 대한 숙주의 반응	질병	회복 또는 사망
예방	건강증진활동	예방활동	조기발견, 조기치료	악화/장애 방지	재활
	1차 예방		2차 예방	3차 예방	

출처 : Clark & Leavell, Preventive Medicine for the Doctor in His Community: an epidemiological approach, McGraw-Hill, 1965

(3) 국가건강증진정책

국가들은 법적으로 명시된 개인의 건강권을 보장하고 건강을 증진시키며 국가의 의료비에 대한 재정 부담을 줄이기 위해 국가 차원의 건강증진 계획을 수립하여 시행하고 있다. 미국, 일본, 영국 등 주요 선진국들은 주기적으로 건강증진 계획을 수립하여 목표를 설정하고 시행한 후 이에 대한 효과를 평가한다. 한국도 2002년부터 '국민건강증진종합계획'을 수립하고 5년 단위로 계획을 재수립하여 이에 대한 정책을 시행하고 있다. 현재 정부에서 시행하고 있는 제4차(2016~2020년) 'Health plan 2020'(한국건강증진개발원, 2016)은 한국인의 기대수명과 건강수명의 격차를 줄이고 건강불평등을 감소시킨다는 목표 하에 건강한 생활습관을 형성하고 만성질병의 발생을 감소시키며 감염질환을 관리하고 안전한 환경을 조성하는 등의 국가 차원의 건강사업을 추진하고 있다.

2. 보건의료체계와 국가보건정책

1) 보건의료체계

(1) 보건의료체계의 정의

보건의료체계는 보건의료서비스를 필요로 하는 사람들에게 질적 및 양적으로 적절한 서비스를 효과적이고 효율적으로 제공하기 위한 체계이다(전국대학보건관리학교육협의회, 2006). 이러한 보건의료체계가 잘 운영되기 위해서는 의료자원의 개발, 자원의 조직화, 의료 서비스의 제공, 정책 및 관리, 재정적 지원의 유기적인 상호작용을 통한 협조가 필요하다.

각 국가는 경제수준, 정치적 문화, 역사에 따라 보건의료체계를 달리 운영하고 있다. 건강보험공단은 홈페이지(https://www.nhis.or.kr)에 각 국가별 보건의료체계가 어떻게 운영되고 있는지에 대한 자세한 설명을 제공하고 있다. 현재 국가들이 시행하고 있는 보건의료체계를 크게 분류해보면 국가보건서비스 방식(National health services: NHS), 사회보험 방식(National health insurance: HNI), 자유주의 방식으로 나눌 수 있다. 국가보건서비스 방식은 국민에 대한 보건 의료 서비스를 국가가 책임지는 체계로 영국, 스웨덴, 덴마크, 캐나다 등의 국가보건의료체계가 이에 해당한다. 사회보험방식은 공적 건강보험을 주요 재원으로 하지만 일정 소득 이상 계층에는 민간보험을 허용하는 것으로 독일, 프랑스, 일본, 한국 등이 이에 속한다. 자유주의는 의료자원의 대부분이 민간주도로 운영됨으로써 개인 부담이 큰 체계로 이 유형의 대표적인 국가는 미국이다.

(2) 한국의 보건의료체계

<그림 1-1> 한국의 사회보장체계

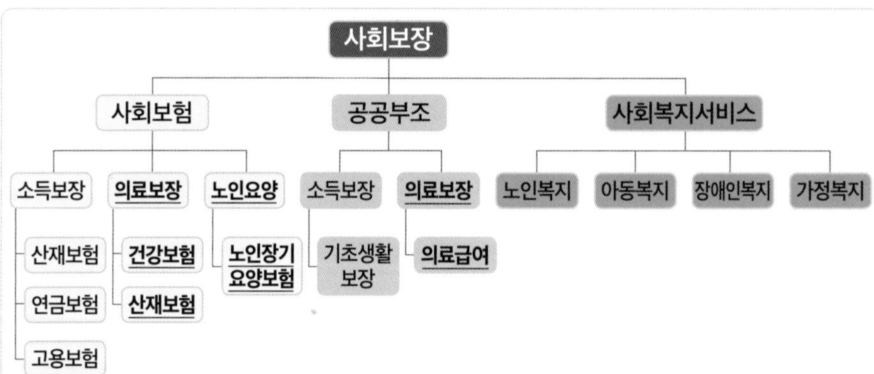

출처 : 국민건강보험, 제도소개, http://www.nhis.or.kr

한국의 보건의료체계는 사회보험과 공공부조의 형태로 운영되고 있다. 건강보험은 국민에게 발생하는 건강 위험을 보험 방식으로 대처함으로써 국민의 건강을 보장하는 사회보험의 일종이다(그림 1-1). 건강보험은 일정한 소득이 있는 국민이라면 누구나 의무적으로 가입해야 하며 개인이 원한다면 민간의료보험에 가입할 수 있다. 생활 유지 능력이 없거나 생활이 어려운 국민은 공공부조 제도를 통해 의료 서비스를 무료로 이용할 수 있다. 이와 함께 2008년 7월부터 65세 이상 노인 또는 65세 미만이라도 치매나 중풍 환자 등 일상생활을 영위하기 어려운 노인들은 노인장기요양보험에 가입되어 신체활동이나 가사활동 등을 지원받음으로써 생활하는 데 다소의 도움을 받게 되었다. 이 제도는 노인을 부양하는 가정의 부담을 줄여주고 노인층의 건강을 관리하기 위한 목적으로 만들어졌다. 현재 건강보험 가입자들은 건강보험료와 함께 노인장기요양보험료를 소득에 따라 의무적으로 납부하고 있다.

(3) 한국의 보건의료전달체계

보건의료전달체계는 국가와 민간이 제공하는 보건의료서비스를 기술적 난이도, 진료에 필요한 서비스의 강도, 진료에 소요되는 비용 등에 따라 단계를 나눠 절차에 따라 이용하도록 만든 체계이다.

<표 1-2> 보건의료전달체계에 따른 단계

단계	종류
1차 보건의료기관	의원, 치과의원, 한의원, 조산원, 약국, 보건소, 보건지소 등
2차 보건의료기관	병원, 치과병원, 한방병원, 시도립병원, 준 종합병원
3차 보건의료기관	의과대학 부속병원, 대형 종합병원, 특수병원

※ 단, 치과, 가정의학과, 재활의학과는 진료의뢰서 없이 3차 보건의료기관 이용 가능

한국의 보건의료기관은 1차, 2차, 3차로 구분되며 1,2차 보건의료기관은 자유롭게 선택하고 이용이 가능하지만 3차 보건의료기관의 진료는 1,2차 보건의료기관에서 발급하는 진료의뢰서가 있어야 진료를 받을 수 있도록 규제하고 있다(표 1-2). 이는 상대적으로 증상이 경하고 치료 회복이 쉬운 질병의 경우 대형 병원의 이용을 줄여 의료서비스의 남용을 막기 위한 체계이다. 한국의 보건의료전달체계에서 이용자들의 자율적인 의료서비스 선택과 의무적인 건강보험제도

가입은 의료 서비스의 질을 높였고 의료 접근성을 증가시켰다. 하지만 공공의료 서비스보다 영리를 추구하는 민간 자본에 의한 의료 서비스가 주를 이루면서 3차 의료기관으로의 환자 쏠림 현상은 점점 심해졌고, 건강보험 미적용 항목이 많아지면서 가계뿐만 아니라 국가의 의료비 부담 또한 증가되어 이를 개선시키는 것은 국가적인 과제가 되었다(조재국, 2010).

2) 건강형평성

건강불평등은 경제적 양극화와 지역별 의료자원의 불균등한 분포로 인해 소득, 사회 계급, 지역에 따라 의료 서비스를 적절하게 이용하지 못하는 사람이 발생하는 사회적 차원의 문제로 공공보건에서 주요 이슈가 되고 있다(보건복지부, 2016). 건강불평등의 예로 지리적, 물리적 여건으로 의료기관이 멀거나 부재하여 적절한 의료 서비스를 적기에 이용하지 못하거나 소득이 낮은 계층에서 만성질환의 발생률과 사망률이 상대적으로 높은 현상을 들 수 있다. 건강불평등은 국가의 건강수준을 낮추고 만성질환의 이환을 장기화하여 이로 인한 국민의료비 상승을 초래한다(그림 1-2).

<그림 1-2> 한국의 경상의료비 비율 변화 양상

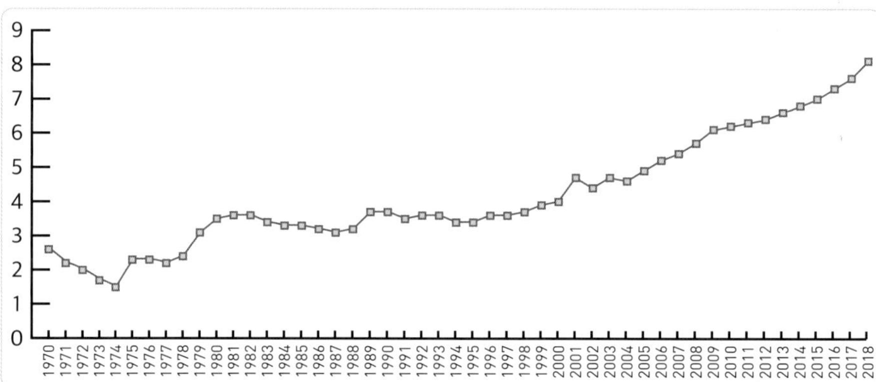

출처 : 보건복지부, 2016 국민보건계정보고서, http://www.mohw.go.kr

건강불평등은 불공평한 문제로만 논의하는 것에서 나아가 건강불평등을 줄임으로써 국민 전체의 건강수준을 향상시켜 이로 인한 계층 간 갈등과 사회통합의 약화를 막을 수 있다는 것에 주목해야 한다. 영국, 핀란드, 네덜란드, 스웨덴과 같은 국가들은 건강형평성 제고를 위한 정책을 수립하여 점차 개선시켜 나가는 반면, 한국은 건강형평성에 대한 인식을 높이고 관련된 지표를 산출하는 정도의 초기 수준에 그치고 있다(김동진, 2014). 국가는 건강형평성 제고를 위해 건강불평등에 대한 인식을 개선하고, 안정된 고용으로 충분한 소득을 보장하며, 경제적 안정과 지역 간 의료 자원 격차를 해소시켜 전 국민이 적절한 의료서비스를 적시에 제공받을 수 있도록 노력해야 한다.

3) 국가보건정책

(1) 국가건강검진

1980년에 건강보험 가입자들을 대상으로 국가건강검진이 시작된 이후 점차 대상자의 범위를 확대하였고, 1988년부터는 생애주기별 건강검진 체계를 갖춤으로써 평생 건강관리체계를 위한 기반을 구축하였다. 2019년 2월부터는 만 20세 이상의 성인도 건강검진 대상에 포함되면서 2년마다 일반 정기검진을 받도록 제도화되었다. 공통 검진 항목은 문진 및 체위검사, 흉부 방사선 검사, 혈액검사, 요검사, 구강검진 등이며, 이 외에는 생애주기에 따라 필요한 항목들이 추가된다.

국내에서 빈번히 발생하는 암의 대부분은 40세 이상에서 유병률이 높지만 점차 20대의 암 발병률이 증가하는 추세이다. 현재 만 20세 이상 여성에게 자궁경부암 검진이 2년마다 무료로 제공되고 있다(표 1-3). 이 외 스마트폰 등의 영상기기나 이어폰, 헤드셋 등의 음향기기를 과다 사용하는 청년기에는 시력검사와 청력검사를 정기적으로 시행함으로써 감각기관 기능의 빠른 노화를 예방할 필요가 있다.

<표 1-3> 생애주기별 암 건강검진 항목

구분	검진항목(대상연령 외)	검진주기
위암	만 40세 이상인 자	2년
유방암	만 40세 이상 여성인 자	2년
대장암	만 50세 이상인 자	1년
간암	- 만 40세 이상인 자 중 해당연도 전 2년간 보험급여내역간암 발생고위험군(간경병증, 만성 간질환자 외 해당자) - 과거년도 일반건강검진의 B형 간염표면항원 검사 또는 C형 간염 항체 HCV Antibody 검사 결과가 '양성'인 자	6개월
자궁경부암	만 20세 이상 여성인 자	2년

※ 비용부담 : 공단 90%, 수검자 10% (자궁경부암, 대장암은 공단 전액부담), 국가암검진대상자, 의료급여 수급권자는 본인부담 없음

출처 : 국민건강보험, 제도소개, www.nhis.or.kr

(2) 성인 예방접종

예방접종은 개인이 감염병에 걸리지 않도록 할 뿐만 아니라 집단 감염을 예방하여 지역사회, 더 나아가 국민 전체의 건강을 보호하는 데 매우 중요한 건강증진 행위이다. 특히 고령화가 심해질수록 각종 만성질환과 감염병의 합병증 발생률이 높아져 예방접종을 통한 감염병 예방은 국가 보건정책 및 건강사업에 필수적이다.

예방접종은 대체로 면역력이 취약한 영아기에 시행되므로 성인기 예방접종에 대한 인식이 낮고, 국가 지원도 부족하여 비용경제적 측면에서 개인의 부담이 높아 성인기의 예방접종률은 전체 접종률보다 많이 저조하다(대한감염학회, 2019). 하지만 청년기에서 예방접종은 건강한 삶을 누리기 위해서 반드시 필요한 투자다. 또한 청년기에는 국외 여행이나 출장의 기회가 있을 수 있는데, 해외 방문 시 해당 국가에서 유행하는 감염병을 확인하여 출국 전 면역이 형성되는 기간에 여유를 두고 이에 대한 예방접종을 시행해야 한다.

청년기에 접종을 권장하고 있는 예방접종은 인플루엔자, 인유두종 바이러스(여성), A형 간염, 파상풍-디프테리아 백신이다(표 1-4). B형 간염, 수두, 홍역-볼거리-풍진, 수두, 폐렴사슬알균에 대한 예방접종은 이전에 해당 백신을 접종하

지 않았거나 해당 질병의 위험요인이 가진 성인에게 권장되므로, 본 장에서는 청년기에 일반적으로 권장되는 예방접종을 위주로 살펴보고자 한다. 국가예방접종에 대한 더 많은 구체적 정보는 병원이나 보건소, 예방접종도우미(https://nip.cdc.go.kr/irgd/index.html), 대한감염학회(http://www.ksid.or.kr)를 통해 얻을 수 있다.

<표 1-4> 성인예방접종표

	만 19~29세	만 30~39세	만 40~49세	만 50~59세	만 60~64세	만 65세 이상
인플루엔자	모든 성인은 매년 1~11월에 1회 접종					
인유두종 바이러스	26세 이하 성인여성, 21세 이하 성인 남성 3회 접종					
A형 간염	6~18개월 간격으로 2회 접종, 40세 미만에서는 항체검사결과 없이 백신 접종 권고					
파상풍-디프테리아	18세 이상의 성인은 매 10년 마다 성인용 파상풍-디프테리아 백신(Td) 1회 접종					

출처 : 대한감염학회, 성인예방접종 가이드라인 2019년, http://www.ksid.or.kr

① 인플루엔자 감염(인플루엔자 예방 백신)

인플루엔자 예방접종은 매년 접종하는 것이 원칙이며, 천식과 같은 만성 호흡기질환이 있거나 당뇨병과 같은 만성 대사성질환을 가진 성인 또는 노인과 함께 거주하는 성인에게는 매년 접종을 권고한다. 인플루엔자 바이러스는 항원 변이로 매년 유행을 일으키는 바이러스가 달라지므로 매년 접종이 필요하다. 예방접종을 통해 항체가 형성되는 데 평균 2주 정도가 소요된다. 그러므로 인플루엔자 유행 시기를 고려하여 10~11월에 접종하는 것이 바람직하다. 백신 종류는 3가와 4가가 있으며, 이는 인플루엔자 감염을 일으키는 A형과 B형이 포함된 종류의 수에 따라 구분된다. 3가와 4가 중 하나를 선택하여 접종하면 된다.

② 인유두종 바이러스 감염(HPV 예방 백신)

인유두종 바이러스(Human Papillomavirus, HPV)는 주로 감염된 사람과의 성 접촉을 통해 전파되는 병원체로, 여성의 자궁경부암을 비롯한 외음부암, 질암, 항문암, 구강암 등의 원인이다. HPV 감염은 주로 성적 접촉을 통하여 일어나며, 성 생활을 하는 모든 사람에게 발생할 수 있다. 자궁경부암 발생률이 점차 증가하고 있으며, 성 관계가 빈번한 성인에서 HPV 감염 확률이 70% 까지 보고된 바 있어 성인기에 이에 대한 예방접종이 권고되고 있다(대한감염학회, 2019). 특히 이미 발생한 HPV는 감염치료로 병변을 제거할 수 있으나 바이러스 자체는 완전히 제거하지 못하므로, 무엇보다 감염되기 전에 예방하는 것이 중요하다. 2006년 미국에서 처음으로 국가예방접종으로 지정되어 무료로 백신을 제공하기 시작하여 현재 65개국 이상에서 국가예방접종사업으로 권장연령에게 접종을 제공하고 있다. 국내에서는 2016년 6월부터 국가예방접종으로 만 12세 여자청소년에게 무료로 제공하고 있다. 예방에 대한 최대의 효과를 위해서는 첫 성 접촉이 이루어지기 전에 접종하는 것이 바람직하므로, 접종 권장 연령은 만 9~14세이다. 그러나 이 시기에 접종을 하지 않았다면 성인기에서 접종이 이루어져야 한다. HPV 감염은 자궁경부암의 주된 원인으로 알려져 여성만 접종하는 것으로 인식되나, 다른 생식기 질환은 남성에서도 발생 가능하므로 적극적 예방을 위해 남성에게도 접종이 권고된다. 국내에서는 세 가지 종류의 백신을 사용하고 있으며, 국가예방접종에서는 두 종류의 백신만 지원되고 있다.

③ A형 간염(HAV 예방 백신)

A형 간염에 대한 사람들의 관심은 B형 간염에 비해 낮았지만 최근 몇 년간 발생률이 급증하고 집단 유행 양상을 보이며 주요 이슈가 되었다. 2019년 부산에서 집단 발생으로 인해 대규모 역학 조사가 이루어지는 과정에서 조개젓갈류가 원인으로 밝혀져 관심이 집중되기도 했다. A형 간염은 혈액을 통한 감염보다

는 사람들 간 접촉이나 음식을 통한 감염이 빈번하다. 하지만 회복 후에는 바이러스가 모두 사라진다. 한국은 다른 나라에 비해 대규모로 A형 간염 환자가 발생하는 경향이 있는데, 이는 개선되지 않는 비위생적인 환경적 조건들과 더불어 항체를 보유한 청소년이나 성인이 거의 없기 때문이다. A형 간염의 예방접종은 6개월 간격으로 2회를 접종하면 95% 이상의 예방 효과가 있고, 항체가 낮아져도 재감염의 위험이 거의 없어 재접종은 필요하지 않다. 백신접종 전 항체검사를 권하는 병원이 있으나 비싼 백신접종비용에 추가적으로 항체검사비용도 지출해야 하므로 항체보유율이 낮은 20대는 백신 접종 전 항체검사를 필수적으로 할 필요는 없다.

④ 파상풍-디프테리아(Td 예방 백신)

한국의 파상풍 발병률은 낮은 편이다. 그러나 캠핑이나 야외활동의 기회가 많아 오염된 토양에 노출될 위험이 높다면 Td 백신을 10년마다 1회 접종하기를 권장한다. 파상풍은 독소가 신경을 침범한 경우 별다른 치료약이 없으므로 예방접종이 가장 효과적인 방법이며, 접종 비용도 비교적 저렴하여 효력 유지기간 측면에서 고려할 때 비용 효과성이 매우 높은 예방접종이다.

3. 청년기 건강관리

1) 생애주기와 청년기

청년기에 대한 정의는 다양하지만 신체적 성숙이나 정신적 발달 등 성장발달의 측면에서 변화가 일어나는 시기임에는 틀림없다. 청년기는 민족이나 문화에 따라 다르게 정의하기도 하나 청소년도, 성인도 아닌 10대 후반에서 20대 후

반까지의 시기로 보는 입장이 있는 한편, 중년기 이전까지를 청년기로 보는 경우도 있다.

청년기는 생애주기에서 직업, 정체성, 책무에 대해 탐험하는 시기이자 생물학적 및 생리적 기능이 최고 수준에 도달하는 시기이다. 하지만 Belsky(2015)의 연구를 통해 인간의 노화는 20대 후반부터 시작되어 30대 후반 이후로는 급속도로 빨라져 청년기부터 생물학적, 생리적 기능의 감퇴가 이루어짐을 알 수 있다(그림 1-3). 따라서 청년기는 생애주기에서 최고의 수준에 오른 건강을 잘 유지하고 관리하여 기능의 감퇴시기를 늦추고 건강수명을 연장하기 위한 준비를 하는 데 가장 적절하고 중요한 시기라 할 수 있다.

<그림 1-3> 생애주기와 노화

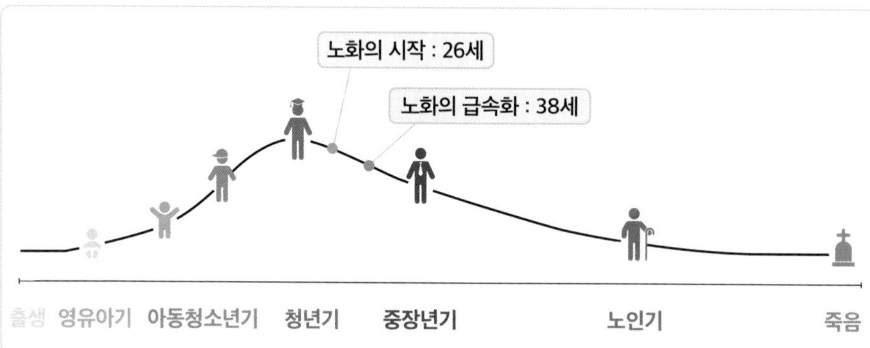

2) 청년기 건강관리의 중요성

2017년 한국인의 기대수명은 평균 82.7세로 꾸준하게 증가하는 데 반해 건강수명은 64.4세로 이전에 비해 오히려 더 감소하였다(통계청, 2019). 이는 사람이 사는 동안 건강을 잃고 질병으로 고생하는 기간이 늘어나고 있음을 의미한다. 이러한 변화 속에서 현대인에게 단순히 오래 사는 것보다 살아있는 동안 어떻게 하면 건강하게 살 수 있는지가 더 중요한 관심이 되었다. 하지만 20대 성인들은 주관적으로 자신이 건강하다고 인식하는 경우가 다른 연령대에 비해 많고, 특히 남성들의 주관적 건강 인지율은 매우 높아 평상 시 건강에 대한 관심이나 건강관리행위에 소홀한 경향이 있다.

그러면 청년기의 건강관리는 왜 중요할까?

- **만성질환으로 인한 사망률 감소를 위한 건강한 생활습관 형성의 최적 시기**

  2019년에 발표한 통계청의 연령대별 주요 사망원인에 대한 조사결과에 따르면 20대에서 30대와 40대로 갈수록 암, 심장혈관이나 간질환, 뇌혈관질환의 발생률이 증가하고 있다. 이러한 만성질환의 원인은 다양하지만 바람직하지 못한 생활습관이 중요한 원인으로 알려져 있다. 따라서 만성질환을 예방하기 위해서는 청년기부터 건강한 생활습관을 형성하고 실천하는 것이 중요하다.

- **만성질환 예방으로 인한 의료비 절감**

  연령이 높아질수록 증가하는 의료비 지출을 줄이기 위해서는 청년기의 건강관리가 매우 중요하다. 통계청이 조사한 가구당 월평균 소비지출 항목을 살펴보면, 의료비 지출은 30대부터 증가하기 시작하여 60대에 급격히 상승한다(가계동향조사, 2019). 이러한 의료비 지출이 가계의 소득과 비례하여 일어난다면 문제가 없겠지만, 60대 전후로 가계 소득이 줄어들 가능성이 높은 사회구조상 상승되는 의료비 지출은 가계 재정에 상당한 부담으로 작용할 수밖에 없다. 따라서 만성질환으로 인한 의료비 지출을 감소시키기 위해서 청년기부터 적극적인 건강관리가 필요하다.

- **높은 수준의 자기건강관리 능력을 갖추기에 적절한 시기**

  건강수명을 증가시키고 삶의 질을 향상시키기 위한 가장 좋은 방법은 질병예방과 건강증진이며, 이는 교육을 통한 건강지식의 획득과 일상생활에서의 실천을 통해 가능하다. 청년기는 최고 수준의 신체적 능력과 높은 수준의 인지발달이 이루어지는 시기이므로 다양한 채널을 통해 건강에 대한 지식을 습득하고 이를 활용하여 일상생활에서 건강증진 행동을 실천하기에 용이하다. 따라서 청년기에 지속적으로 건강유지와 증진을 위한 교육을 받고 정보를 활용하여 이에 대한 역량을 갖춘다면, 스스로 자신의 건강을 관리할 수 있는 성숙한 성인으로서의 준비가 될 것이다.

3) 합리적이고 적극적인 의료소비자로서의 준비

의료소비자는 보건의료서비스의 핵심임에도 불구하고 현재 보건의료체계에서는 특정 의료서비스에 대한 사전지식이 부족한 상태에서 예측 불가능한 질병 발생에 직면할 경우 의사결정권을 공급자에게 넘기는 경우가 많다. 또한 긴 기다림과 짧은 진료시간으로 양질의 진료를 받을 여건도 제한되며 개인이 정부의 건강정책 수립에 참여하는 것도 쉽지 않다. 무엇보다 의료사고가 발생한 경우 의료기관의 책임에 대한 논쟁에서 개인은 불이익을 당하는 경우도 발생하게 된다. 의료사고로 인한 소송이 증가하면서 의료소비자로서의 권리를 보호받을 수 있는 제도에 대한 관심이 증대되고 있다. 그러므로 청년기부터 의료소비자로서의 권리와 의무에 대해 이해하고 올바른 의료소비자로서의 행위를 실천하는 것이 중요하다.

의료소비자의 권리보장에 대한 법적 근거는 각 나라마다 다르나 한국에서는 1986년 한국 소비자단체가 환자가 가지는 구체적인 권리 내용을 밝힌 후 여러 기관에서 환자권리선언 또는 환자권리장전이라는 명칭 하에 의료소비자의 권리보장을 위한 내용을 발전시켰다(김문실 외 2019). 이에 따르면 의료소비자는 진료 받을 권리, 의료행위의 목적, 방법, 내용 및 결과에 대해 충분히 알고 동의여부를 결정할 권리, 비밀을 보호받을 권리, 상담 및 조정을 신청할 권리가 있다. 이와 동시에 의료인을 신뢰하고 존중하며 부정한 방법으로 진료를 받지 않을 의무도 가지고 있다.

따라서 합리적이고 적극적인 의료소비자로 살기 위해서는 권리를 침해 받은 경우 한국소비자원(합의권고)이나 소비자분쟁조정위원회(분쟁조정), 한국의료분쟁조정중재원(소비자분쟁조정위원회보다 전문성 높음), 의료소비자연대(시민단체) 등을 통해 적극적인 조치를 강구해야 한다. 그리고 평소 의료서비스 제공 과정에 대해 감시하고 비판할 수 있는 능력을 갖추어 국가의 의료보험제도나 의료정책의 변화에 대해 관심을 가지고 정책수립이나 변경에 적극적으로 참여하기 위해 노력해야 한다. 또한 질병의 중증도에 따라 적절한 병원을 선택하여 이용함으로써 의료비 지출의 낭비를 줄이고 타인을 배려하며 의료소비자로서의 권리를 행사하는 성숙된 시민의식이 필요하다.

2장 청년기 신체 기능과 발달

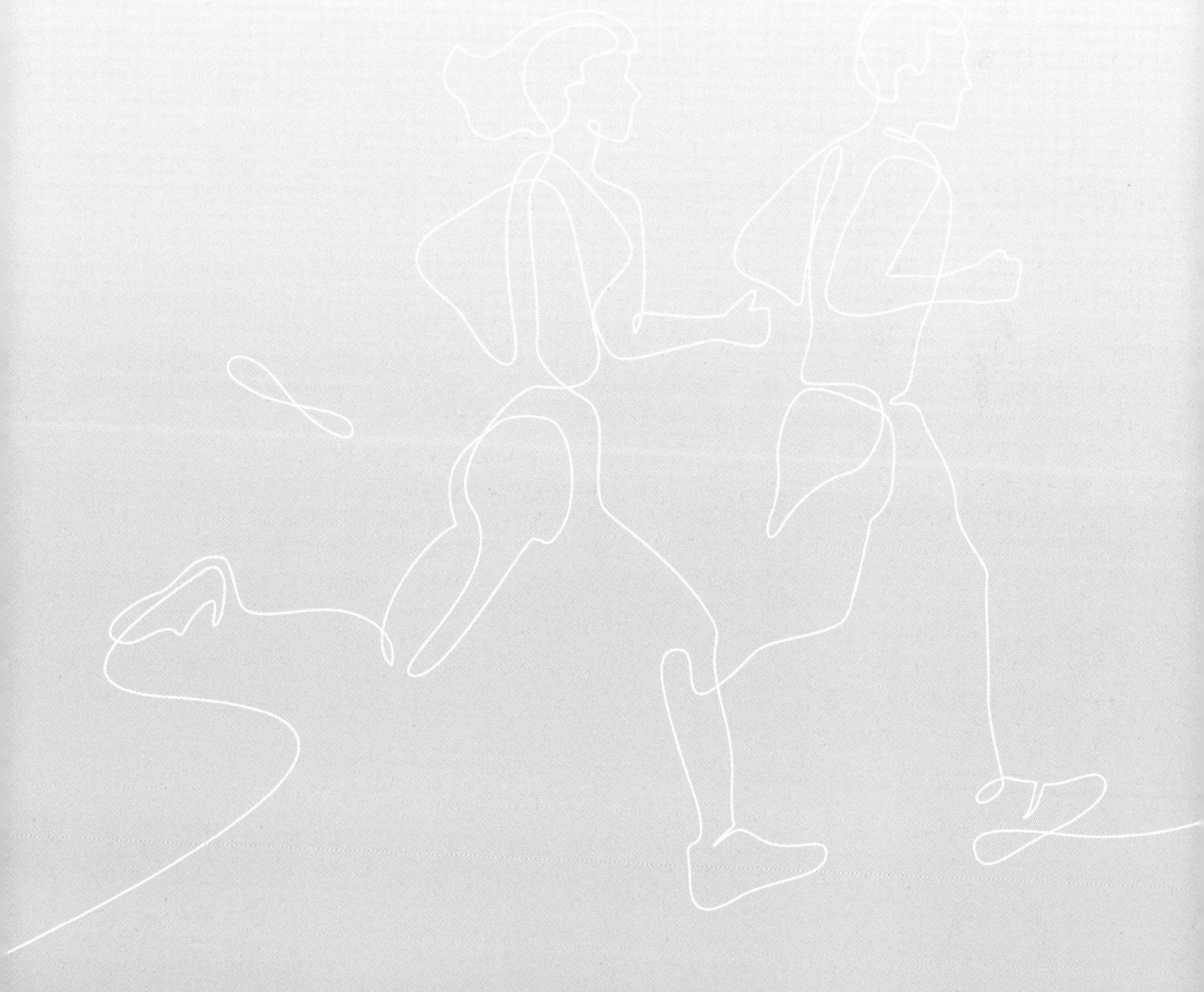

2장

청년기 신체 기능과 발달

1. 항상성 유지와 신체 기능

1) 항상성

인간의 신체는 다양한 외부환경의 변화에 지속적으로 노출되지만, 다시 이러한 변화에 적응하며 살아간다. 이는 신체가 외부환경의 변화에도 내부 환경을

<그림 2-1> 항상성 조절기전 특성

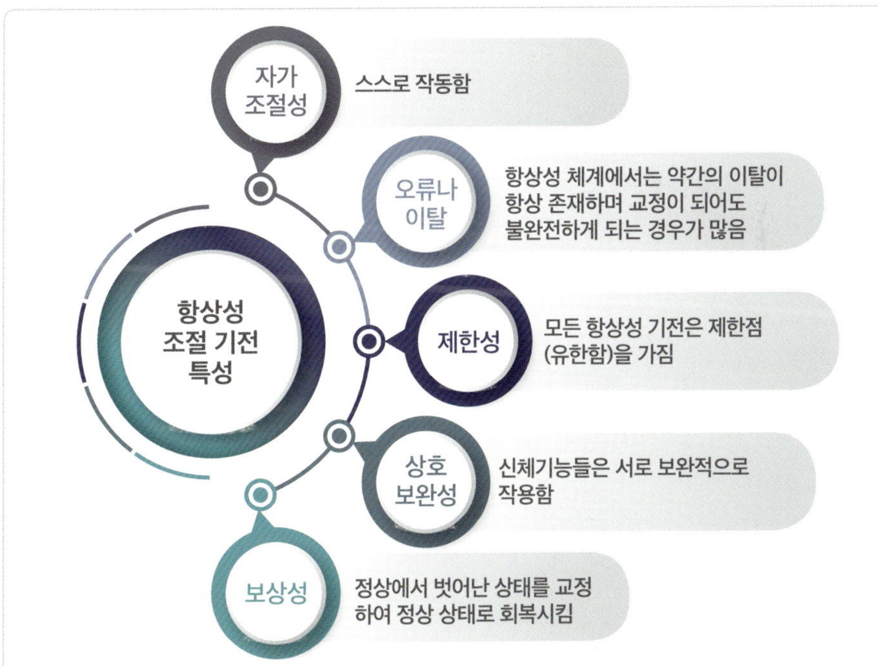

일정하게 유지하고자 하는 항상성의 특성을 가지고 있기 때문이다. 신체의 생리적 기능은 항상성의 균형을 유지하기 위해 유기적으로 작용하며, 불균형 상태에서 회복하지 못할 경우 결국 사망에 이르게 된다.

신체의 각 기관들은 항상성을 유지하기 위해 자율적이고 보완적으로 작용하며 정상에서 벗어난 상태를 회복하고자 노력한다. 하지만 이러한 노력에는 한계가 있어 결국 정상상태로 회복되지 못하는 경우가 발생하며, 교정이 되어도 불완전하게 되는 경우도 있다(그림 2-1).

인간이 환경에 적응하며 살아가는 데 항상성이 어떻게 작용하는지 알기 위해 혈당과 체온을 조절하는 과정을 예로 살펴보고자 한다.

<그림 2-2> 신체의 혈당 조절

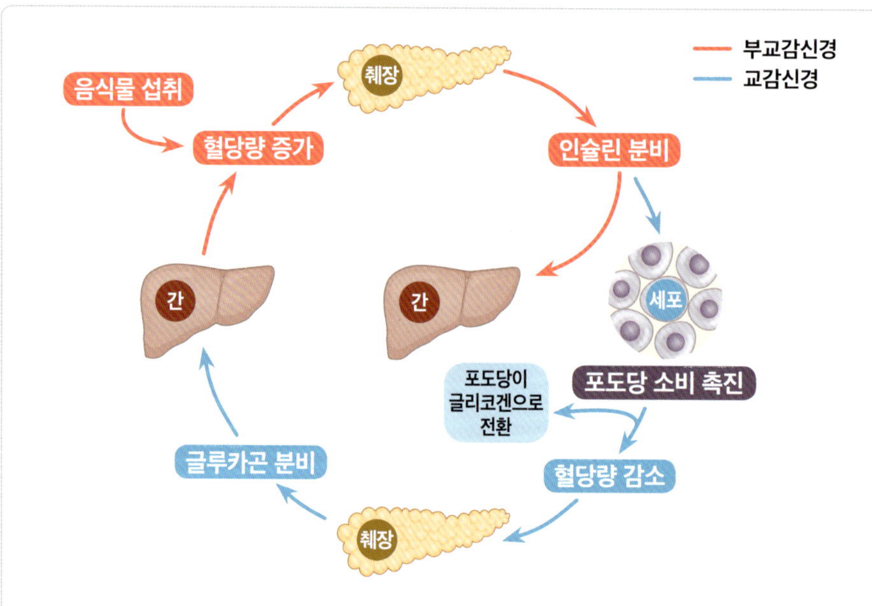

• 혈당 조절

음식물을 섭취하면 혈당이 높아진다. 췌장이 이에 대한 신경자극을 받으면 인슐린을 분비하게 되고, 분비된 인슐린은 혈액 내로 들어가 세포에서 포도당이 사용되도록 돕는다. 사용하고 혈액 속에 남은 포도당은 간에서 글리코겐으로 전환되어 저장되고, 혈당은 낮아져 정상수준이 된다. 식사 시간이 늦어져 혈당이 낮아지면 교감신경의 작용으로 췌장에서는 글루카곤을 분비하여 간에 저장되어 있던 글리코겐을 포도당으로 바꾸어 혈당을 증가시킨다. 이러한 과정은 순환적이고 유기적으로 일어난다(그림 2-2).

- **체온 조절**

외부의 높은 기온에 의해 체온이 상승하는 것을 피부에서 감지하여 시상하부에 전달하면 부교감신경을 자극하여 피부의 혈관을 이완시키고 땀 분비를 증가시켜 열 방출량을 늘린다. 그리고 그와 동시에 간과 근육에서 물질대사가 감소하고 심박동이 억제되어 발열량을 감소시킴으로써 체온을 낮춘다. 체온이 정상범위보다 낮아진 경우에는 교감신경이 작용하여 체온 상승 시 작동했던 신체의 각 부분이 반대로 작동하고 몸을 떨게 하여 열 생산을 늘림으로써 체온을 높인다. 이와 같이 다양한 기관들은 체온의 변화에 대해 유기적으로 긴밀하게 활동함으로써 정상범위를 유지하게 된다.

2) 항상성 유지를 위한 신체의 기능

(1) 신체를 지지하고 움직이며 보호하다

근골격계는 신체를 지지하고 움직일 수 있도록 하며, 피부와 면역계는 외부의 침입으로부터 신체를 보호하는 기능을 한다.

① 골격계

뼈가 없는 사람의 모습을 상상해본 적이 있는가? 뼈는 외형적으로 신장을 유지하고 피부와 함께 신체의 외형을 구성한다(그림 2-3). 골격계는 약 206개의 뼈로 구성되어 있으며 신체의 정상적 선열을 유지하고 중추신경계 및 장기를 보호하며 근육계, 신경계와 함께 작용하여 몸을 원활히 움직이고 이동할 수 있게 기능한다. 또한 골수에서는 혈액의 구성성분을 만들고, 칼슘이나 인과 같은 무기질을 저장하는 역할을 한다.

<그림 2-3> 골격계의 구조

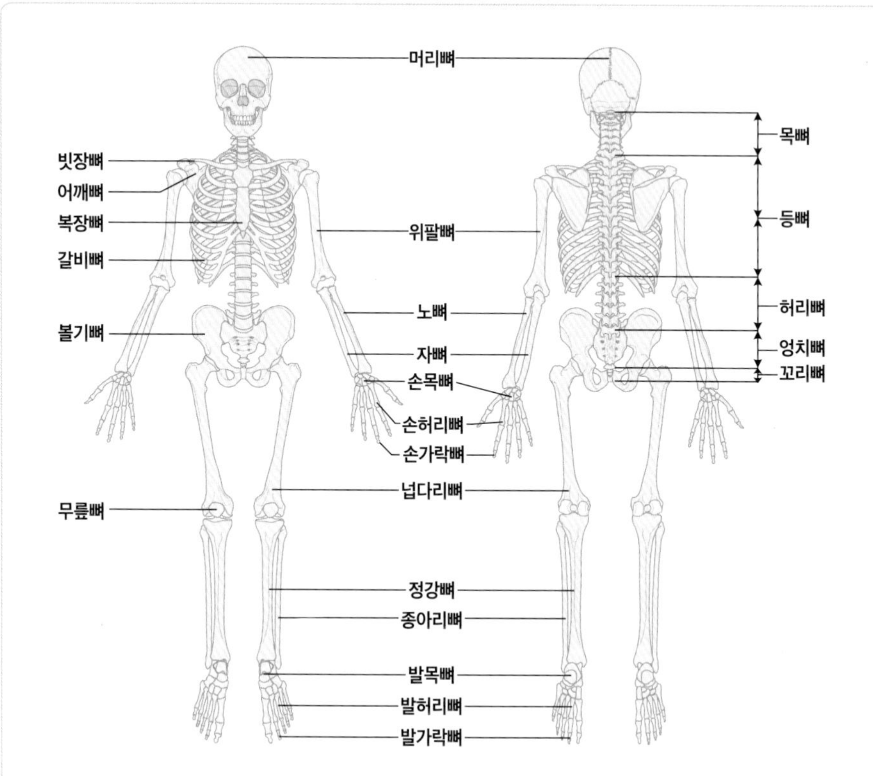

뼈와 뼈는 관절을 구성함으로써 가동성을 가지며 인대와 건에 의해 뼈와 뼈, 뼈와 근육이 연결되어 유기적으로 움직일 수 있도록 해준다. 관절부위에 있는 뼈와 뼈 사이 빈 공간은 관절액으로 차 있어 움직일 때 뼈의 마찰을 방지한다. 연골에는 혈관이 없어 관절액으로부터 영양을 공급받게 되므로 손상될 경우 치

유되는 데 시간이 꽤 걸린다. 축구와 같이 다리를 많이 사용하는 운동선수들에게 주로 발생하는 골격계 손상의 대표적인 예는 무릎의 십자인대 손상이다. 인대는 뼈와 뼈를 연결하는 조직으로, 신체의 위치 및 자세 등을 감지하거나 유해 요소를 감지하는 특수 신경이 존재하여 관절의 안정성을 유지하고 위험한 순간 재빨리 반응함으로써 손상을 예방한다. 인대도 비교적 혈관의 분포가 적은 조직이다. 건 중에서 가장 많이 알려져 있는 부분은 발목의 아킬레스건이다. 뼈와 근육을 연결하는 건은 관절의 움직임을 도우며 많은 신경이 분포함으로써 길이가 늘어나는 것을 민감하게 감지하지만 혈관분포는 적은 편이다.

② 근육계

근육계는 뼈에 부착되는 골격근, 심장의 벽을 형성하는 심근, 빈 공간의 내부기관을 형성하는 평활근으로 구분된다. 근육은 움직임이나 자세 유지뿐 아니라 호흡, 배변과 배뇨, 혈액순환, 열 생산, 음식물 이동과 같이 기본적인 생리적 활동에 중요한 기능을 한다. 또한 근육은 신경으로부터의 자극에 민감하게 반응하여 길이를 변화시켜 골격계 및 신경계와 협동하여 인간의 기본적인 움직임을 구성하고 위험에 대한 재빠른 대처에 중요한 기능을 한다.

③ 피부

피부는 외피 계통을 구성하는 요소로 크게 세 개의 층으로 구성되어 있다(그림 2-4).

- **표피** : 피부의 가장 바깥에 있는 보호층으로 가장 깊은 층을 제외하고는 모두 죽은 세포로 구성되어 있다.
- **진피** : 표피 안쪽에 있는 두 개의 층으로 표피보다 두껍다. 탄력섬유와 교원섬유가 특정한 패턴으로 배열되어 피부의 선과 긴장도를 결정하며 20대는 노인보다 탄력섬유가 많아 피부의 탄력성이 더 좋다. 이 외 땀샘, 기름

샘, 신경말단, 털주머니, 혈관 등이 분포되어 있다.

- **피하조직 :** 피부와 장기가 연결되는 피부 및 조직이며 주로 지방으로 구성되어 있다. 방열 기능을 하며 외부로부터의 충격을 흡수함으로써 내부기관을 보호한다.

<그림 2-4> 피부의 구조

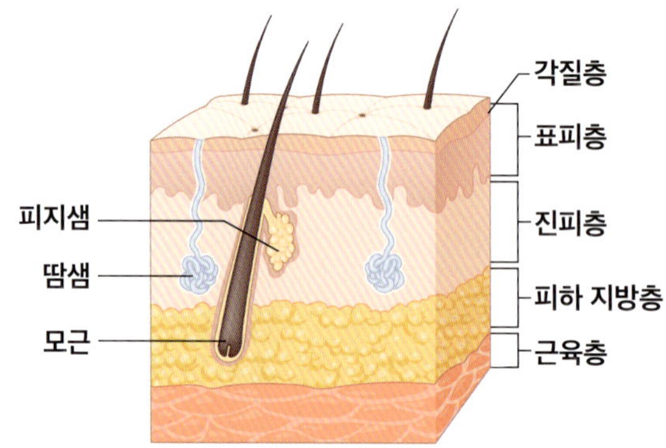

피부는 미생물, 자외선, 물리적 요인과 같은 외부환경으로부터 신체를 보호하는 첫 번째 방어선으로 기능한다. 또한 피부는 수분조절, 체온조절, Vit. D의 생성으로 구루병 예방 및 칼슘과 인의 조절, 감각수용, 색깔 변화를 통한 감정 전달 등의 역할을 한다.

④ 면역계

면역계는 백혈구와 골수, 흉선, 비장, 편도선, 림프절이 포함된 림프조직으로 구성되어 있다. 외부에서 침입한 미생물에 내해 백혈구는 식작용을 하고 림프구는 항체를 생산하거나 직접 제거함으로써 신체를 보호하는 기능을 한다. 림프구 중의 하나인 자연살상세포(NK cell)는 바이러스감염세포를 인식하여 즉각적으로 제거하며 이러한 대상에는 암으로 전환될 수 있는 돌연변이 세포도 포함된다.

(2) 산소와 에너지를 공급함으로써 신체의 기능을 유지하다

호흡기계와 심혈관계는 조직의 에너지 생산에 필요한 산소와 영양분을 전신에 공급하여 신체기능을 유지하는 데 핵심적인 기능을 한다. 위기 상황 시 뇌와 함께 가장 먼저 보호되어야 하는 기관들이다.

① 호흡기계

호흡기계는 산소와 이산화탄소의 교환을 통해 신체 내에 에너지 생산을 위한 산소를 공급하고 신체에서 형성된 이산화탄소는 바깥으로 내보내는 기능을 한다(그림 2-5). 코를 통해 들어 온 공기는 따뜻하고 습도가 적절하며 미생물이 제거된 깨끗한 공기 상태로 폐에 전달된다. 인두에 위치한 편도는 일차적인 방어기관으로 작동한다. 후두에는 소리를 만들어내는 성대가 위치하고 후두덮개가 있어 음식물을 삼키는 동안 후두를 덮어서 음식물이 기도로 흡인되는 것을 방지한다.

<그림 2-5> 호흡기계의 구조

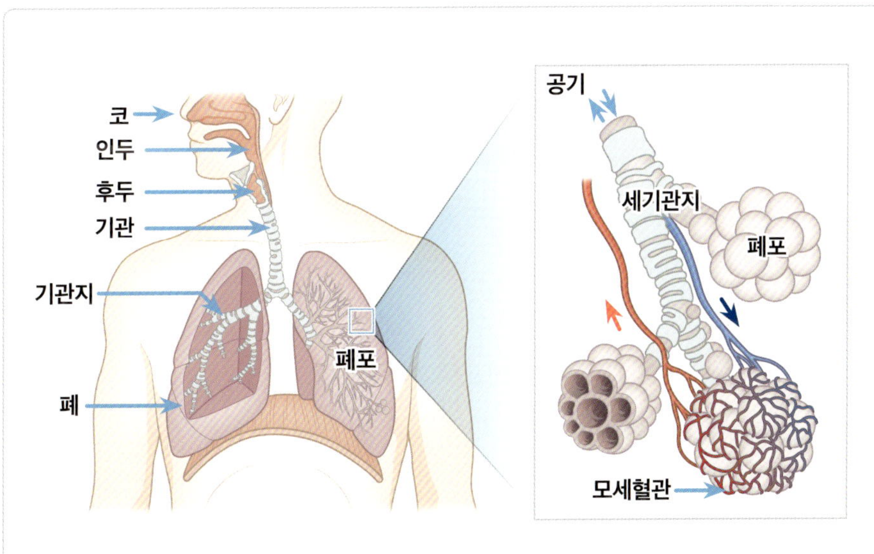

폐는 총 3~5억 개의 허파꽈리로 이루어지며 공기가 차 있는 스펀지 형태의 구조를 갖고 있다. 허파꽈리는 공기가 드나듦에 따라 확장과 수축을 하는 탄력성이 좋으며 표면에 있는 표면활성제는 허파꽈리가 완전히 쪼그라드는 것을 방지함으로써 다음에 이어지는 폐포의 확장이 용이하도록 돕는다. 폐의 표면은 2개의 흉막으로 둘러싸여 있으며 흉막 사이의 공간에는 흉막액이 차 있어 폐의 수축 시 흉벽과의 마찰을 방지한다. 폐의 주기능인 가스교환은 폐와 폐모세혈관 사이에서 산소와 이산화탄소가 확산의 원리에 따라 이동하면서 이루어진다. 또한 폐는 호흡수나 깊이를 변화시켜 불균형한 pH를 조절하는 보상작용을 하면서 신체의 항상성을 유지하는 데 중요하게 기능한다.

② 심혈관계

심혈관계의 주요 기능은 세포대사와 관련된 물질인 산소, 이산화탄소, 영양소, 대사산물, 수분을 운반하며 미생물이나 독소로부터 신체를 보호하고 혈관손상 시 응고기전을 작동시켜 더 이상의 출혈을 막는 보호 기능을 한다. 또한 호르몬을 비롯한 조절분자를 표적 기관 및 조직으로 운반함으로써 신체의 정상적인 생리기전 조절을 통한 항상성의 유지를 돕는다.

심혈관계는 몸에 피를 공급하기 위해 작동하는 심장과 혈액, 혈관으로 구성된다(그림 2-6). 심장은 2개의 심방과 2개의 심실, 4개의 판막으로 구성된 근육으로 이루어진 기관이다. 심장은 살아있는 동안 혈액을 박출하여 전신을 순환하게 하는 펌프 역할을 하며 판막은 혈액의 역류를 방지한다. 심박동수는 분당 60~100회, 1회 박출량은 70ml 정도이며, 1분당 약 5L의 혈액이 심장을 거쳐 신체를 돌며, 심장에서 나간 피가 심장으로 다시 돌아오는 데 40~50초 정도 걸린다. 심장을 둘러싼 관상동맥을 통해 영양분과 산소를 공급받는다.

혈관은 혈액이 끊임없이 순환될 수 있도록 모세혈관을 통해 동맥과 정맥이 연결되어 있다. 동맥과 정맥은 혈액이 심장을 기준으로 어느 방향으로 흐르는가

<그림 2-6> 심혈관계의 구조

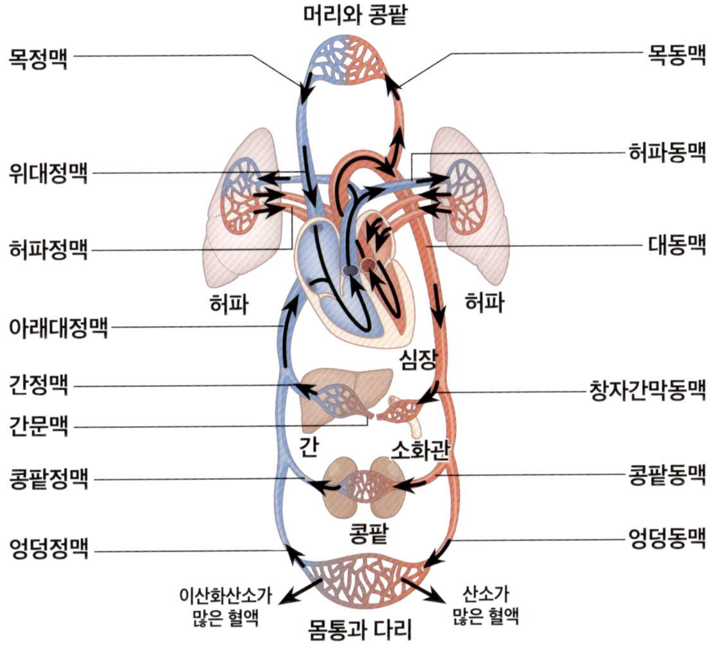

에 따라 구분된다. 동맥은 심장에서 나가는, 산소가 많고 이산화탄소가 적은 혈액이 통과하는 혈관으로 높은 압력에 견딜 수 있는 가장 두껍고 탄력성이 좋은 혈관이다. 반대로 정맥은 이산화탄소가 많고 산소가 적은 혈액이 통과하는 혈관으로 혈관 내 압력이 낮고 혈액의 역류로 인한 정체를 방지하기 위해 판막이 존재한다. 모세혈관은 정맥과 동맥을 연결하는 혈관으로 혈관 벽에 작은 구멍들이 많고 혈류의 속도도 가장 늦어 영양분, 노폐물, 가스교환에 최적화되어 있다. 혈액은 55%의 혈장과 45%의 혈구로 구성되어 있으며 혈구는 적혈구, 백혈구, 혈소판으로 분류된다. 혈장은 이산화탄소, 영양소, 호르몬, 항체의 운반작용을 하며 알부민, 감마글로불린, 피브리노겐 등 단백질을 포함하고 있어 삼투압 유지, 면역작용, 혈액응고작용에 관여한다. 헤모글로빈을 갖고 있는 적혈구는 산소운반 역할을 하고, 백혈구는 면역작용을 하며 혈소판은 응고작용을 수행한다. 적

혈구는 골수에서, 백혈구는 골수와 림프절에서 생성되며 수명을 다한 적혈구(약 120일)는 비장에서 분해된다.

림프계는 수분 및 단백질뿐만 아니라 노폐물도 운반함으로써 체액의 균형을 유지하는 순환기계로서 기능한다. 모세혈관 영역에서 시작하여 림프를 모으고 점차 합류하게 되어 림프관을 이루며 최종에는 정맥과 연결된다.

(3) 음식물을 소화하고 노폐물을 배출하다

소화기계는 음식물을 먹은 후 소화를 담당함으로써 몸에 필요한 영양분을 혈액을 통해 공급하고 배설기관은 필요 없는 물질들을 외부로 배출시키므로 혈관계와 함께 체액이나 전해질이 항상 균형적으로 유지될 수 있도록 한다(그림 2-7).

<그림 2-7> 소화기계와 비뇨기계의 구조 (왼쪽-소화기계, 오른쪽-비뇨기계)

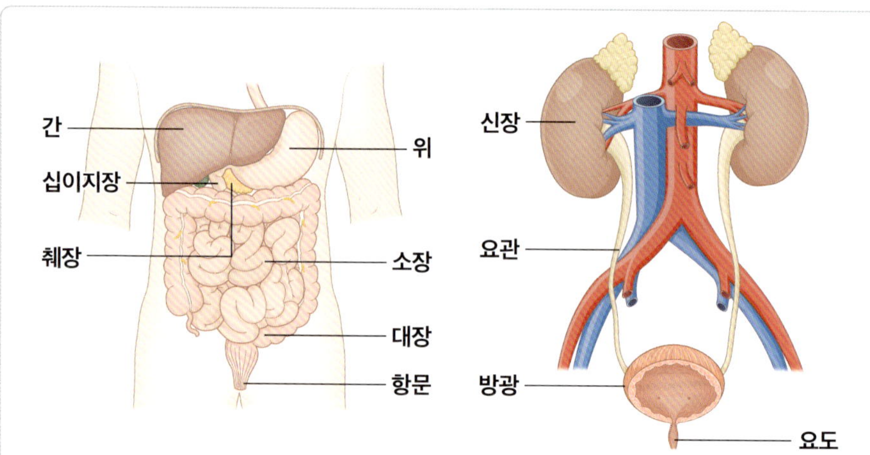

① 소화기계

소화기계는 구강, 인두, 식도, 위, 소장, 대장, 항문과 부속 소화관으로 구성되어 있으며 음식물을 몸에서 흡수할 수 있는 형태로 전환시키기 위해 저작, 혼합, 연동 등 다양한 움식임을 보인다. 인두에 있는 중이관은 중이와 연결되어 있어 내이의 압력 조절을 돕는다. 식도는 음식물이 없을 때는 납작하게 붙어있지만 음식물이 들어오면 늘어나면서 열리게 되며 곧바로 연동운동이 일어나 음식물을 아래로 보낸다. 위는 J자 모양의 주머니 형태로 생긴 기관으로 횡격막 아래 좌측 상복부에 위치한다. 음식물을 잘게 부수고 소화액과 섞으면서 죽과 비슷한 형태로 만들어 십이지장으로 보낸다. 또한 강산성인 펩신을 분비함으로써 단백질의 소화시킨다. 소장은 십이지장, 공장, 회장으로 연결되는 총 길이 6~7m 가량 되는 긴 관으로 분비되는 소화액들과 음식물을 섞어 소화시키고 소화된 영양분을 흡수하여 혈액으로 보내는 기능을 한다. 이뿐만 아니라 소장에서는 수분과 전해질의 흡수도 활발하게 이루어진다. 대장은 맹장, 결장, 직장으로 연결되는 총 길이 1.5m의 관으로 소장에서 내려온 소화된 음식물로부터 수분과 전해질을 흡수하며 적절한 수분을 함유한 대변을 형성하여 저장하거나 배출하는 기능을 한다.

음식물의 소화에는 다양한 효소가 작동하며 이는 침샘, 간, 췌장에서 만들어져 분비된다. 특히 췌장은 소화액과 호르몬을 분비하는 기관이다. 지방소화를 담당한 담즙과 탄수화물, 단백질, 지방을 분해할 수 있는 세 종류의 소화액(아밀라제, 트립신, 리파아제)을 생성하여 십이지장으로 배출시켜 소화를 돕고, 랑게르한스섬에 있는 α세포와 β세포에서는 각각 글루카곤과 인슐린이라는 호르몬을 분비하여 당 대사를 조절하는 역할을 한다.

② 비뇨기계

비뇨기계는 신장, 요관, 방광, 요도로 구성된다. 신장에서 만들어진 소변은 요관을 통해 방광으로 이동하여 저장되고 농축되며 일정한 양이 모이면 요도를 통해 몸 밖으로 배출된다. 신장은 허리선 바로 위 복강 가까운 벽에 위치한 1쌍의 기관이며 강낭콩 모양이며 크기는 주먹 정도이다. 신장은 복막과 복강벽 사이에 위치하고 있으며 신장 동맥에서 혈액을 공급받는다. 안정 상태에서 심박출량의

20%를 받아들여 산소와 영양분을 빨리 공급받을 뿐만 아니라 불필요한 용질과 수분을 혈액으로부터 빠르게 제거하여 소변으로 배출한다. 이러한 소변이 생성되는 부위는 신장의 기본단위인 네프론이며 양쪽 신장을 합쳐 약 250만개가 존재한다. 네프론은 혈액을 여과하여 소변을 생성하며 이 과정에서 수분과 다양한 용질의 재흡수와 분비가 일어나 체액의 수분량과 전해질, pH 등을 정상 범위 내에서 일정하게 유지시킨다. 하루 1.5~3L 정도의 소변이 생성되어 배출된다.

방광은 평활근으로 이루어진 주머니로 수용능력이 최대 1L 정도 되지만 보통 300~350ml의 소변이 모이면 팽창된 방광벽의 신경이 자극되어 배뇨반사를 발생시키게 된다. 교감신경은 내요도괄약근을 통제하고 체성운동신경은 외요도괄약근을 조절함으로써 인간은 자신이 필요할 때 괄약근을 열어 소변을 배출시킬 수 있다. 여성의 요도는 남성보다 짧고 굵은 해부학적 특징으로 인해 감염으로 인한 요도염이 잘 발생될 수 있다.

비뇨기계는 질산염 계열의 대사성 노폐물을 배설하며 Na^+분비 및 재흡수 기전을 통해 체내 수분을 조절하며 칼슘, 중탄산염, 칼륨 이온 등의 전해질 농도를 유지할 뿐만 아니라 체내 pH 불균형 시 H^+와 중탄산염의 분비 및 재흡수를 조절하여 정상범위로 되돌린다. 또한 에리스로포이에틴(erythropoietin)을 분비하여 골수에서의 적혈구 생산을 자극하며 레닌을 분비하여 혈압을 조절하는 내분비 기능도 하며 Vit. D를 활성화시켜 혈중 칼슘과 인 조절에 관여한다.

(4) 신체의 기능을 통합하고 조정하다

신경계와 내분비계는 다른 신체조직과 긴밀하게 협조하여 신체의 기능을 통합하고 조정함으로써 신체의 항상성 유지에 핵심적인 역할을 하고 있다.

① 신경계

신경계는 뉴런을 기본단위로 이루어져 있으며 중추신경계와 말초신경계로 구성된다. 말초신경에서 온 다양한 형태의 정보를 중추신경인 척수를 통해 뇌로 보내어 인지하고 해석하여 통합한 후 행동을 중재한다. 뇌의 각 부분은 감각, 운동, 기억, 생명유지, 수면 및 식욕 등의 기본적인 생리적 욕구 등을 담당하고 있다. 척수는 척주에 의해 보호되는 뇌의 신경전도로의 연장으로 뇌의 기저부위에서 시작하여 첫 번째 또는 두 번째 요추까지 이어지다가 신경총으로 끝까지 이어진다. 몸과 뇌 사이의 중추적인 정보 소통 경로이다. 또한 척수는 들어온 정보를 통합하여 직접적으로 명령하는 척수반사기능도 있다.

말초신경계는 뇌에서 척수로, 척수에서 뇌로 자극을 전달하는 신경계 부분이다. 12쌍의 뇌신경들은 뇌와 신체의 여러 부분 사이의 정보를 연결하는 통로이자 일차적으로 두부와 경부에서의 감각 및 운동을 담당한다. 척수에서 뻗어나가 신체의 곳곳에 존재하는 신경들은 감각신경과 운동신경으로 구분되며 감각신경은 촉각, 압각, 통각, 온각, 미각, 고유감각(예, 위치감지), 후각, 시각, 청각, 평형감각 등 특정 자극에 대한 정보를 신경자극을 통해 뇌로 전달하고 운동신경은 뇌로부터 받은 신경자극을 근골격계로 전달하여 움직이게 한다.

자율신경계인 교감신경과 부교감신경은 평활근, 심장근, 분비샘 등과 같이 자율적으로 조절되어야 하는 부위에 작동하여 생리적 기능이 원활하게 작동될 수 있게 한다. 교감신경은 급격히 에너지를 소비하는 활동(투쟁-도피반응)을 수행할 때 활성화되고 부교감신경은 휴식상태에서 에너지를 보존하는 활동(휴식-소화 활동)을 수행할 때 활성화된다. 이 두 신경계가 균형에 맞추어 적절하게 조절되어야만 생리적 기능은 원활하게 작동될 수 있다.

신경계는 신체 활동을 조정하고 통제하는 관제탑으로써 지각 정보를 전달하고 통합하며 저장한다. 또한 조화로운 수의적 또는 불수의적 근육의 움직임을 일으키고 조정한다. 다양한 신경전달물질을 통해 신경과 신경은 서로 정보를 주고받으며 이러한 신경자극전달물질이 적절하게 전달되지 못할 경우 비정상적인 반응을 발생시킨다.

② 내분비계

내분비계는 전신에 분포되어 있는 내분비선에서 호르몬을 만들어 표적기관에 작용함으로써 표적기관이 신체에 필요한 기능을 하도록 돕는다(그림 2-8). 호르몬은 매우 적은 양으로도 신체의 생리작용에 큰 영향을 미친다. 내분비선에서 생성되는 호르몬은 단백질, 스테로이드 등으로 구성되며 표적세포에만 작용한다. 뇌하수체는 대표적인 내분비선으로 성장호르몬, 항이뇨호르몬, 옥시토신, 멜라닌세포자극호르몬 등을 생성하고 분비하며 생리작용을 조절하거나 갑상선자극호르몬, 부신피질자극호르몬, 성선자극호르몬 등을 분비하여 다른 내분비계를 자극한다.

<그림 2-8> 내분비계의 구조

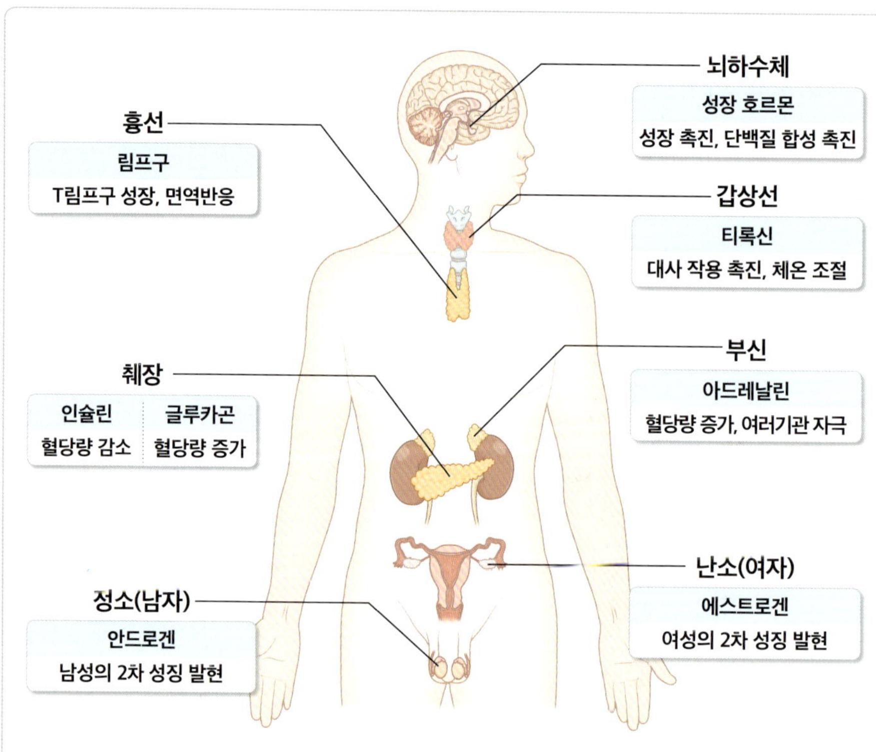

- **흉선 :** 면역체계에서 중요한 T림프구를 성장시킨다.
- **갑상선 :** 기초대사에 관여하는 Thyroxine을 합성하고 분비한다.
- **부갑상선 :** 인의 배설을 증가시켜 칼슘과 인의 비율을 조절하는 부갑상선 호르몬 분비한다.
- **췌장 :** 인슐린과 글루카곤 생성 및 분비하여 혈당을 조절한다.
- **부신 :** 부신피질에서는 전해질 조절에 관여하는 mineralcorticoid, 탄수화물 대사에 관여하는 glucocorticoid, 남성화에 작용하는 androgen을 분비한다. 부신수질에서 교감신경이 자극받으면 생성되는 epinephrine과 norepinephrine 을 분비한다.
- **성선 :** 제2차 성징의 발현에 중요한 성호르몬을 생성 및 분비한다. 남성의 고환에서는 androgen을, 여성의 난소에서는 estrogen과 progesterone을 생성하여 분비한다.

이와 같이 내분비계는 호르몬을 생성하거나 분비하여 표적기관의 기능을 조절하며 신경계통과 협력하여 인체의 변화를 조절하고 통합함으로써 항상성을 유지한다. 호르몬의 균형은 건강을 유지하는 데 중요하며 균형이 깨질 경우 내분비질환이 발생하게 된다.

2. 청년기의 신체발달

초기 성인기에 해당되는 청년기는 신체적으로 최대의 능력에 도달하는 시기다(김영혜 외, 2018; 김태임 외, 2013). 성인의 신장과 체중은 유전, 성별, 사회경제적 수준, 식습관, 환경 등 여러 요인에 의해 약간의 감소가 있을 수 있다. 척추와 척추디스크가 안정화되기 시작하면서 신장이 약간 감소될 수 있으며, 체중이 증가

되지 않고 유지되더라도 근육조직이 감소되면서 지방조직은 증가한다. 근육의 성장은 성인 초기까지 이루어져 25~30세가 되면 근육 긴장도와 조정 능력이 최고조에 달하며, 이를 지지하는 순환기계의 능력도 충분하여 최적의 운동기능을 갖게 된다. 피부는 부드럽고 탄력성이 좋으며 세포재생도 활발하여 손상 시 치유 속도도 빠르다.

뇌는 성년 초기까지 계속 성장하여 무게가 최대에 도달하며 대뇌 성숙의 지표라고 볼 수 있는 수초화가 20세까지도 지속되므로 성숙한 형태의 뇌파는 20세 이후에야 비로소 나타나며 사람에 따라 30세까지 성숙이 지속되기도 한다. 이러한 대뇌의 성숙은 다양한 협동 작업과 정교한 운동 통제를 가능하게 함으로써 청년기의 신체적 능력을 최대로 끌어올리는 데 중추적 역할을 하게 된다.

심혈관계 기능은 성인초기부터 점점 변화하지만 일상적인 활동을 하는 데는 아무런 문제가 없다. 그러나 심한 운동이나 힘든 작업과 같은 스트레스 상황에서는 최대 심박동수의 감소와 심근의 유연성 감소로 심장의 수행능력에 따라 때로는 충분한 산소를 공급하기 어려운 경우가 발생할 수 있다. 동맥벽에 지방성 콜레스테롤을 포함한 플라크의 침착으로 동맥이 좁아지고 탄력성이 낮아지는 동맥경화증이 성인 초기에 발생하여 성인 후기까지 지속된다면 심각한 질병을 유발한다. 청년기의 과도하고 잦은 흡연, 음주와 운동부족이 동반된다면 성인 후기 심혈관계의 상태는 더 급속하게 나빠질 수도 있다.

호흡기계의 변화도 심혈관계와 마찬가지로 이루어지나 안정 시에는 인지되지 않으며 심한 스트레스 상황에서 호흡수가 증가하고 폐활량이 감소하여 숨쉬기 힘든 정도에 따라 기능의 감소를 경험할 수 있다. 이러한 변화는 최대 폐 용적이 25세 이후 10년마다 10%씩 감소하고 폐 팽창과 관련된 결합조직이 뻣뻣해지면서 충분한 폐 확장이 어려워짐으로써 발생하게 된다.

면역계 기능은 청소년까지 증가하다가 20세 이후에 감소한다. 이러한 변화는 흉선이 20세부터 점점 위축되어 50세가 되면 거의 보이지 않는 것과 관련이 있다. 흉선의 위축은 면역반응을 떨어뜨려 스트레스 상황에서 질병발생의 위험을 증가시킨다.

감각은 가장 예민한 상태이며 성인초기까지는 별 변화가 없다. 시력은 20세에 가장 좋으며 수정체의 탄력성이 다소 감소되는 40세부터 감퇴되어 원시가 잘 나타난다. 청력도 20세경에 가장 좋으나 고음청취에서부터 점점 손실되는 양상을 보인다. 미각, 후각, 촉각, 온도, 통각은 40~50세 전까지는 비교적 안정적으로 유지된다.

3장 청년기 건강과 생활습관

1. 에너지 대사와 균형
2. 에너지 균형을 위한 생활습관의 형성
3. 청년기 생활습관실태와 개선

3장 청년기 건강과 생활습관

1. 에너지 대사와 균형

1) 신체 내 영양소의 기능

생명유지를 위해서는 생식, 성장발육, 체온유지, 운동, 정신활동과 소화 및 흡수, 배설, 호흡, 순환, 감각, 수면 등의 생리적 작용이 필요하다. 이러한 생리적 작용에 필요한 에너지를 생산하기 위해 신체조직에는 단백질, 탄수화물, 지방, 비타민, 무기질, 물의 충분한 공급이 필요하다. 이와 같이 영양소의 충분한 섭취는

<그림 3-1> 2015 식품구성자전거

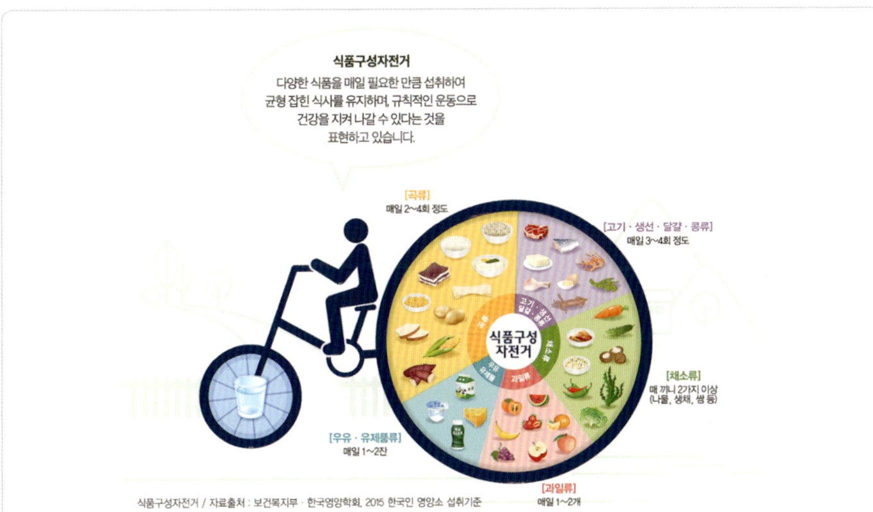

출처 : 보건복지부·한국영양학회, 2015 한국인영양소섭취기준

신체와 정신을 건강하게 유지하는 데 필수적이지만 과다하게 섭취할 경우에는 오히려 건강에 좋지 않게 작용한다. 특히 만성질병의 원인으로 영양, 신체활동을 포함한 생활습관이 주목을 받음에 따라 균형 있고 적절한 영양분의 섭취에 대한 관심은 높아지고 있다. 영양소를 균형적이고 효과적으로 흡수하기 위해서는 이들을 포함하고 있는 식품군을 모두 포함한 음식을 적정량 섭취하는 것이 중요하다(그림 3-1).

(1) 단백질

단백질은 효소나 호르몬 형성, 영양공급, 근육구조 형성, 세포 형성, 면역, 수분 및 pH 균형 조절 등에서 다양하게 기능한다. 단백질은 에너지원으로 사용될 수 있으나 효율적인 에너지원은 아니다. 체내에서 합성하지 못하는 필수 아미노산과 합성이 가능한 비필수아미노산이 있으며 필수아미노산은 식이를 통해 충분히 공급되지 않으면 체내 단백질 합성이 지연되어 건강이 나빠지는 결과를 초래할 수 있다.

단백질 섭취 부족 시 혈액 내 단백질이 감소되면서 점진적으로 체중이 감소하고 내장기관의 기능이 저하되며 피로, 불안정, 면역력 약화 등이 나타난다. 단백질을 과다하게 섭취할 경우 신장에서 산성의 대사산물을 중화하는 과정에서 소변을 통한 칼슘 손실이 증가되어 뼈에 좋지 않는 영향을 미칠 수도 있다.

(2) 탄수화물

탄수화물은 가장 효율적인 에너지원으로 중추신경계는 에너지원으로 포도당만 사용한다. 일차적인 에너지원으로 사용됨으로써 단백질을 절약하고 지방을 에너지원으로 사용할 때 발생되는 케톤의 생성을 감소시킨다.

포도당이 부족할 경우에는 어지러움, 두통, 무력증과 같은 저혈당 증상이 발생될 수 있다. 탄수화물 섭취 과잉 시 비만을 초래할 수 있고 단당류를 많이 섭취한 경우 다른 중요한 영양소가 부족해질 가능성이 있다.

(3) 지방

지방은 지방산, 중성지질, 복합지질로 분류되며 지용성 비타민의 흡수 촉진, 체온조절 및 장기보호, 세포막의 형성, 호르몬 및 담즙산 구성 요소 등에 중요하다. 특히 인지질과 콜레스테롤은 세포막을 구성의 필수적 요소이며 콜레스테롤은 뇌와 신경조직에 많이 존재한다.

지방의 섭취가 부족한 경우 호르몬 생산이나 비타민 흡수에 문제가 발생할 수 있다. 하지만 지방의 과잉 섭취 시 저밀도콜레스테롤의 증가로 심혈관 질환의 위험성이 커질 수 있고 중성지방이 간에 축적되어 지방간을 초래할 수도 있다.

(4) 비타민

비타민은 지용성과 수용성으로 분류되며 지용성은 지방에 녹아 함께 흡수된다. 비타민은 체내에서 합성되지 못하므로 반드시 필요한 양을 식사를 통해 섭취해야 한다. 지용성 비타민에는 A, D, E, K가 있으며 수용성 비타민에는 B군(B1, B2, B6, B12), C, 나이아신, 엽산 등이 포함되어 있다. 이들의 기능은 종류에 따라 각각 다르다. 비타민 A는 시각기능에 영향을 미치고, 비타민 D는 칼슘흡수에 작용하여 혈액 내 칼슘 농도를 조절한다. 비타민 K는 혈액응고, 비타민C는 강력한 항산화제, 비타민 B1은 ATP 생성과 핵산 합성에 관여한다. 특히 임신가능성이 있는 여성에게는 적정량의 엽산 섭취가 권장된다.

비타민별로 섭취부족 시 비타민 A(야맹증, 각막건조증), 비타민 D(구루병, 골연화증), 비타민 E(불임증, 적혈구 용혈), 비타민 K(출혈, 간장애), 비타민 C(괴혈병, 식욕감퇴), 비타민 B2(구순염, 구각염), 비타민 B6(피부염, 우울), 비타민 B12(악성빈혈, 설염), 엽산(악성빈혈, 설염) 등이 나타날 수 있다. 과잉섭취 시에는 체내 축적으로 독성이 발생할 수 있다.

(5) 무기질

무기질로 흔히 말하는 칼슘, 마그네슘, 나트륨, 칼륨, 인 등은 체내에 다량 존재하고 철분, 구리, 아연, 셀레늄, 요오드, 불소 등은 소량 존재한다. 이러한 다양한 무기질은 신체조직의 구성성분으로 사용되며 체내에 적절한 생화학적 환경을 조성함으로써 체액의 균형을 유지하는 역할을 한다.

무기질은 체내 호르몬과 신경의 조절을 받아 일정량을 유지하도록 되어 있으므로 과잉될 때보다는 섭취량 부족으로 결핍되어 발생되는 건강문제가 대부분이다. 각 무기질별로 결핍에 따른 건강문제를 살펴보자면 칼슘 부족 시 구루병, 골다공증, 인 부족 시 식욕부진, 근육약화, 칼륨부족 시 근육경련, 불규칙한 심박동, 나트륨 부족 시 구토, 근육경련, 염소 부족 시 구토, 설사, 마그네슘 부족 시 성장저해, 눈 떨림, 철부족 시 빈혈, 허약, 면역저하, 아연 부족 시 성장장애, 요오드 부족 시 갑상선종, 크레틴증 등이 발생될 수 있다.

(6) 물

체중의 55~60%를 차지하는 필수 영양소이다. 다른 영양분은 공급이 일시적으로 중단되더라도 어느 정도 버틸 수 있지만 물은 며칠만 마시지 못해도 생명이 위태로워질 수 있다(대한영양의학회, 2002). 이 외에 세포 내 화학반응이 용이하도록 해주는 용매와 윤활액의 역할을 하고 영양소 및 노폐물의 운반, 중요 장기 보호, 체액 전해질 농도와 pH평형 유지, 체온유지 등에 중요한 기능을 한다.

수분을 너무 적게 섭취할 경우 탈수가 발생하여 건조한 입술, 피로, 빠른 맥박, 체온 상승 등이 나타날 수 있나. 특히 고열, 설사, 발한 등이 장기간 지속될 때 수분을 적게 섭취한다면 탈수상태로 빠지기 쉽다. 심한 탈수의 경우 영구적 신장 기능 손상의 원인이 될 수도 있다. 수분을 과잉 섭취할 경우 수분중독이 발생하여 급성으로 안면홍조, 발한, 흥분, 경련, 폐수종 등이 나타날 수 있다.

2) 에너지대사의 균형 유지

유기체는 신체를 통해 에너지를 순환시키는 생물학적 시스템이라 볼 수 있다. 이러한 에너지 순환을 위해서는 먹고 마시고 숨 쉬는 과정에서 신체 내로 들어 온 원재료를 분자로 바꾸고 필수적인 생명기능을 수행할 수 있는 형태로 전환시키는 과정인 대사가 필요하다. 인간의 신체는 에너지가 풍부한 복합 화합물을 산화시켜 에너지가 적은 단순 화합물로 만드는 과정에서 배출된 에너지를 이용하여 생명을 유지해간다. 생산된 에너지는 모두 즉시 사용되지는 않으므로 다양한 인산화 분자의 인산 결합 속에 담겨 ATP와 같은 형태의 화학에너지로 저장되어 있다가 대사 및 생리작용이나 다양한 신체활동에 필요한 에너지를 생성하는 데 사용된다.

(1) 에너지 섭취

모든 영양분에는 대사를 통해 만들어낼 수 있는 에너지가 함유되어 있다. 이러한 에너지 생산을 위해 고려되는 주요 영양소는 지방, 탄수화물, 단백질이다. 음식에 표시되어 있는 총에너지는 그 음식이 완전히 소화되었을 때 얻을 수 있는 총량이며 인간의 소화능력에 따라 얻을 수 있는 총에너지는 조금씩 차이가 있을 수 있다.

(2) 에너지 소비

에너지는 기초대사, 체온조절, 음식의 열 효과, 활동, 생식, 성장 등을 통해 소비된다. 이러한 기본요소들을 모두 합한 값이 총 에너지 소비량이며 기초대사량과 열량소모량, 활동대사량으로 구성된다(대한영양의학회, 2002).

- **기초대사량**

생명 유지를 위하여 필요한 최소한의 에너지 소비로서 총 열량의 약 60~

70% 정도를 차지한다. 기초대사율은 남성이 여성보다 높고, 나이가 들수록 낮아지며 근육량이 많을수록 높아진다.

- **열량소모량**

  영양소 대사, 흡수 및 운반에 필요한 에너지로서 총 열량의 10% 정도를 차지한다.

- **활동대사량**

  활동량의 종류, 시간, 강도에 따라 개인차가 많은 에너지 소비로서 총 열량의 10%를 차지한다.

(3) 에너지 균형

에너지 섭취와 소비간의 균형을 의미한다. 마이너스 에너지 균형은 체중감소를 초래하고 플러스 에너지 균형은 체중증가를 발생시킨다. 신체가 마이너스 에너지 균형 상태에 빠지면 다양한 창고에 저장되어 있던 대사 가능한 당과 지방산의 이용이 증가하게 되면서 체중이 감소한다. 체중 증가는 근육이 많아지거나 수분이 축적되거나 골밀도가 치밀해져도 나타나지만 현대인들의 경우 지방의 축적으로 인한 체중증가가 대부분이므로 플러스 에너지 균형은 지방조직의 증가로 해석되는 경우가 많다(생활습관의학연구회, 2012).

3) 에너지 불균형과 관련된 건강문제

현대인들은 영양분 과잉섭취와 신체활동량 감소로 인하여 만성질병에 속하는 비만인구가 증가하고 있으며 이에 따라 각종 암, 심혈관계 질환, 당뇨병 등의 만성질환자도 증가하고 있는 추세이다. 2018년 국민건강통계에 따르면 한국인은 식품 중 곡류, 채소류, 음료 등의 섭취량이 높기는 하나 쌀 외의 곡류 섭취는 감소하고 과일 및 채소류 섭취도 부족한 것으로 나타났다. 최근 3년간 당 섭취량은 감소하는 경향이나 연령대가 높아질수록 많아지는 것으로 나타난다. 이는 나이가 많을수록 기초대사율은 낮아지는 데 반해 에너지 섭취는 많아져 잉여에너지가 지방으로 많이 축적될 수 있음을 의미한다. 또한 지나친 다이어트, 잘못된 신체상과 같은 사회심리적 요인, 가족관계에서의 문제 등으로 인해 발생되는 식이장애도 에너지 섭취불균형을 유발할 뿐만 아니라 건강문제를 발생시킬 수 있다.

(1) 과체중과 비만

비만은 유전, 식생활습관, 환경적 요인, 신체활동량 등 다양한 요인에 의해 발생되는 질환이다. 그러나 비만으로 인한 체중증가는 에너지 섭취의 증가 또는 에너지 소비의 감소로 인한 에너지 불균형이 근본적 원인이다. 과체중은 비만의 전단계로 비만의 가능성이 높아지는 단계다. 현재 과체중 및 비만 유무를 결정하기 위해 체질량지수(BMI=kg/m²)를 사용하며 이로 인한 동반질환의 위험도를 예상하기 위해 내장비만의 지표로 알려진 허리둘레를 이용한다(표 3-1). 특히 고도 비만보다는 내장지방의 축적으로 인한 동반질환 빈도가 높은 아시아 지역에서는 허리둘레의 측정이 중요하다(생활습관의학연구회, 2012). 이는 내장비만은 대상증후군과도 관련이 높다는 것이 역학적으로도 밝혀져 있기 때문이다.

<표 3-1> 한국인의 체질량 지수와 허리둘레에 따른 동반질환 위험도

분류	체질량지수 (kg/m²)	허리둘레에 따른 동반질환의 위험도	
		<90cm(남자), <85cm(여자)	≥90cm(남자), ≥85cm(여자)
저체중	<18.5	낮음	보통
정상	18.5~22.9	보통	약간 높음
비만전단계	23~24.9	약간 높음	높음
1단계 비만	25~29.9	높음	매우 높음
2단계 비만	30~34.9	매우 높음	가장 높음
3단계 비만	≥35	가장 높음	가장 높음

※ 비만전단계는 과체중 또는 위험체중으로, 3단계 비만은 고도 비만으로 부를 수 있다.
출처 : 대한비만학회, 대한 비만진료지침 2018 지침 요약본, http://general.kosso.or.kr

(2) 식이장애

① 식이장애의 정의 및 원인

식이장애는 섭식 또는 식이행동에 중대한 문제가 있는 정신장애로 심각한 생리적 질환을 초래하고 때로는 죽음에까지 이를 수 있다. 식이장애는 보통 청소년이나 젊은 여성이 다이어트를 하다가 시작된다. 식이장애의 경향을 가진 사람은 체중이 증가하는 것에 대해 두려워하고 더 엄격한 다이어트를 시행하며 그에 따라 심리적, 행동적, 생리적 문제들이 나타나게 된다(김영혜 외, 2018). 식이장애에 대한 원인이 정확하게 밝혀지지는 않았지만 환경적 요인, 성격적 기질, 유전 등 여러 가지 요인이 복합적으로 작용하는 것으로 여겨진다.

② 신경성 식욕부진증

신경성 식욕부진증은 심한 체중감소가 있음에도 불구하고 살이 찌는 것에 대한 두려움으로 인해 음식을 제한하며 체중과 체형에 지나치게 집착하는 특징이 있다. 신경성 식욕부진증의 진단기준은 다음과 같다.

신경성 식욕부진증의 진단기준(DSM-5)

- 연령, 성별, 발달적 궤도에 비추어 신체적 건강을 위한 최소한의 정상 수준에 미치지 못하는 저체중을 유지한다.
- 이 장애를 지닌 개인들은 전형적으로 체중 증가에 대한 극심한 두려움을 보인다.
- 개인에게서 체중과 체형에 대한 경험과 의미가 손상되어 있다.

신경성 식욕부진증 환자들은 체중이 감소함에 따라 더욱 초조해지고 섭식이나 체중에 대해 심각하게 왜곡된 태도를 보인다. 배고픔과 갈증을 무시하고 먹기를 거부한 결과 체위성 저혈압, 비정상적으로 느린 심박동, 심전도 이상, 수면장애, 저체온, 전해질 이상, 변비, 솜털 같은 머릿결 등의 신체 증상이 나타나기도 한다. 거식증으로 인해 성선 자극 호르몬의 분비가 감소되면서 무월경의 원인이 되고 영양결핍과 무월경으로 인해 골밀도가 낮아지면서 뼈 성장이 멈출 수도 있다. 신경성 식욕부진증으로부터 회복하더라도 골밀도가 다시 회복되지 않고 중년이나 노년까지도 영향을 미칠 수 있다.

따라서 신경성 식욕부진증을 치료하려면 체중 증가에 대한 환자의 강한 저항을 극복하기 위한 강한 정서적 지원과 함께 탈수와 전해질 불균형을 해결하고 체중을 회복하는 것이 중요하다.

③ 폭식증

폭식증은 짧은 시간 내에 빠르게 강박적으로 많은 양의 음식을 무절제하게 먹은 후 스스로 구토를 유도하는 것이 특징이다. 폭식과 구토가 주 2회 이상 일어나고 이러한 것이 3개월 이상 지속될 때 폭식증을 의심해볼 수 있다. 폭식증 환자는 음식물 섭취에 대한 통제력을 잃으며 배고프지 않아도 많이 먹고 다른 사람의 눈을 피해 혼자 먹는 경향이 있다. 폭식한 후에는 체중 증가를 막기 위해 구토하거나 이뇨제, 하제 남용, 또는 관장 등의 행동을 보인다. 이러한 폭식은 분노, 우울, 불안, 외로움과 같은 부정적 감정을 잊기 위해 나타나지만 폭식 후 경험하는 자기혐오, 죄의식, 우울 등의 부정적 감정은 다시 폭식을 초래하게 된다.

폭식증은 음식섭취가 어느 정도 이루어지므로 거식증과 같은 심한 체중감소나 생명을 위협할만한 신체증상은 나타나지 않는다. 하지만 잦은 구토와 배출을 위한 약의 빈번한 사용으로 인해 식도나 구강에 상처를 입기도 하며 체액과 전해질 불균형으로 심각한 상태가 초래될 수 있다. 우울로 인해 알코올이나 약물 남용이 함께 나타나기도 한다.

그러므로 폭식증 환자의 치료는 폭식이 발생되는 과정을 줄이고 환자의 식습관을 정상화시키기 위해 심리적 문제를 해결하며 인지행동요법을 이용하여 잘못된 행동을 수정해야 한다.

2. 에너지 균형을 위한 생활습관의 형성

1) 바람직한 식습관 형성

(1) 에너지 섭취 조절을 통한 체중 관리

에너지 섭취와 소비의 균형을 맞추기 위해서는 자신이 섭취하는 에너지의 양과 활동 및 운동에 따른 에너지의 소비량에 대해 먼저 알아야 한다. 에너지 섭취와 관련해서 탄수화물, 단백질, 지방을 어떤 식품을 통해 얼마나 먹고 있는지를 확인해야 한다. 체중감량 효과가 있다고 알려진 다이어트 방법 중 극단적으로 에너지 섭취를 줄이는 단식 또는 절식을 통한 다이어트는 건강을 해치거나 요요현상으로 인한 체중증가 문제가 발생하고 있으며 최근 고지방 저탄수화물 식단으로 유행한 케토 다이어트는 효과가 입증되지 않았다. 이에 반해 지중해식 식단, 대시 다이어트, 플렉시테리언 다이어트 등 만성질병 예방과 체중감량에 효과가 있다고 알려진 식단들은 대부분 저열량식, 저탄수화물식, 저지방식, 고단백식이를 복합적으로 적용한 것이다. 즉, 체중감량을 위한 식이의 구성에서 중요한 것은 에너지 섭취량을 줄이면서 영양소 결핍이 없어야 한다는 점이다.

비만 예방을 위해 식사는 일반적으로 표준 체중 kg당 30~40kcal 정도로 양을 정하며 식사는 전체 칼로리에서 탄수화물 40~50%, 단백질 15%, 지방 30~35% 정도로 구성하도록 한다(대한영양의학회, 2002). 하지만 개인마다 필요한 에너지양이 다르며 이러한 구성 비율에 따라 개인이 하루 동안 먹는 음식의 영양소를 모두 계산해서 맞춰 먹는 것을 생활에서 실천하기는 매우 어렵다. 장기적 계획이 필요하다면 시중에 나와 있는 다양한 어플리케이션을 이용하여 자신에게 필요한 에너지 섭취량과 현재 에너지 소비량을 확인하고 어떤 음식을 어떻게 먹어야 할지를 안내받는 것도 좋은 방법이다. 이러한 어플리케이션의 활용은 전문가의 상담이나 조언과 함께 자가관리에 도움이 될 수 있다. 또한 식품안전

나라 홈페이지(https://www.foodsafetykorea.go.kr)에서 BMI나 운동 칼로리를 계산하는 기능을 이용할 수 있고 식품이나 외식 시 먹는 음식의 영양성분에 대해서도 안내하고 있어 자유롭게 활용할 수 있다.

(2) 식생활의 개선

에너지 불균형 상태를 인식했다면 자신의 식생활에 어떤 문제가 있는지 구체적으로 파악하는 것이 선행되어야 한다. 과식을 조장하는 환경, 유전적 영향, 과도한 특정 고칼로리 식품 및 영양분의 섭취, 지나친 식탐이나 과도한 다이어트, 과도한 음주, 과도한 탄산음료 섭취, 빨리 먹는 습관, TV를 보면서 식사하는 행동 등 전반적인 식생활 습관에 대해 확인해야 할 것이다. 또한 식사행태에 있어서는 규칙적으로 식사를 하되 외식의 빈도는 줄이고 저에너지, 고식이섬유로 구성된 간식을 먹음으로써 식사 시 과식의 위험을 줄일 수도 있다. 자주 마시는 음료의 경우 가당 고칼로리 음료는 하루에 0~1잔 정도로 제한하며 식사 시 그 행위 자체에 집중하여 맛을 음미하며 천천히 먹고 배부를 때에는 과감하게 숟가락을 놓는 결단성이 필요하다. 식품 선택 시에는 GI 수치(Glycemic Index, 당지수, 음식을 섭취한 후 혈당이 상승하는 속도를 나타낸 수치)가 낮은 식품을 섭취함으로

<표 3-2> 주요 식품의 혈당지수

GI가 높은 식품(70이상)	GI가 보통인 식품(55~69)	GI가 낮은 식품(55미만)
바게트(93)	카스테라(69)	바나나(52)
쌀밥(92)	보리밥(66)	포도(46)
도넛(86)	파인애플(66)	양배추(26)
떡(85)	파스타(65)	땅콩(14)
감자(85)	호밀빵(64)	사과(36)
우동(85)	아이스크림(63)	귤(33)
찹쌀(80)	치즈피자(60)	토마토(30)
옥수수(75)	패스츄리(59)	버섯(30)
라면(73)	머핀(59)	우유(25)
팝콘(71)	고구마(55)	미역(16)

출처 : 대한영양사협회, https://www.dietitian.or.kr

써 혈당의 급격한 상승을 방지하고 체지방 축적을 낮추는 것이 좋다(표3-2). 하지만 GI 수치는 음식에 당을 높이는 영양소의 양은 반영되어 있지 않아 요즈음은 소화속도와 식품에 포함되어 있는 당의 질량까지 계산에 반영한 GL 지수(Glycemic Load, 당 부하지수)가 주목받고 있다. 식품의 조리방법에 따른 GI 지수와 GL 지수를 확인하고 싶다면 당뇨병 및 인슐린 저항성에 대해 지속적으로 연구해 온 전문가인 Jennie Brand-Miller 교수가 운영하는 홈페이지(http://www.glycemicindex.com)를 이용해보기 바란다.

또한 바람직하지 못한 음주습관도 개선되어야 한다. 술자리에 자주 참석하는 사람들은 늦은 밤까지의 음주와 음식물 섭취로 인해 에너지를 많이 섭취하게 된다. 술의 경우 영양소는 없으나 칼로리가 높고 이와 함께 먹는 안주류는 칼로리 폭탄이라고 할 수 있다. 그리고 술을 마시고 난 후에는 보통 바로 수면을 하게 되는 경우가 많으므로 이러한 음주를 조절하지 못한다면 에너지 불균형을 조절하기는 어렵다. 특히 한국은 1인당 주류소비량이 늘 상위권에 속하는 나라이며 음주에 대한 다소 관대한 문화로 인해 이로 인한 지방간이나 간경화증과 같은 간질환으로 성인기 이후에 건강이 나빠지는 경우가 많다. 따라서 에너지 섭취를 조절하고 건강관리를 위해 국가에서 권장하는 음주량과 횟수를 초과하지 않는 선에서 적절하게 음주행태를 조절해야 할 것이다. 대한가정의학회 알코올연구회의 가이드라인(Kim et al., 2019)에서는 한국인의 적정음주량에 대해 주당 한국 성인 남자 소주 8잔 이하, 여자 소주 4잔 이하를 권장하며 1일 최대 음주량은 남자 3잔 이하, 여자 2잔 이하를 기준으로 제시하고 있다.

(3) 바람직한 식생활을 위한 원칙

보건복지부(2016)는 한국인들의 식습관 개선하고 균형 있는 영양소 섭취 및 바람직한 식생활 습관의 구축을 통해 만성질환의 발생을 방지하기 위해 다른 유관기관들과 함께 '바람직한 식생활을 위한 기본 수칙'을 제시하였다. 특히 당류 섭취 급증과 관련하여 덜 달게 먹는 것과 당이 많이 함유된 음료 대신 물을 충분히 마시는 것이 새롭게 포함되었다. 수칙의 내용은 다음과 같다.

- **쌀·잡곡, 채소, 과일, 우유·유제품, 육류, 생선, 달걀, 콩류 등 다양한 식품을 섭취하자**
- **아침밥을 꼭 먹자**
- **과식을 피하고 활동량을 늘리자**
- **덜 짜게, 덜 달게, 덜 기름지게 먹자**
- **당이 많이 함유된 음료 대신 물을 충분히 마시자**
- **술자리를 피하자**
- **음식은 위생적으로, 필요한 만큼만 마련하자**
- **우리 식재료를 활용한 식생활을 즐기자**
- **가족과 함께 하는 식사 횟수를 늘리자**

2) 신체활동을 증가시키는 생활습관 형성

(1) 신체활동과 건강

신체활동은 골격이 수축하면서 휴식할 때보다 더 많은 에너지를 소비하게 되는 모든 신체의 움직임을 말한다. 노동, 일상활동, 오락활동, 스포츠 등이 모두 신체활동에 포함되며 이 중 운동은 계획적이고 구조화되었으며 반복적으로 행해짐으로써 신체의 적절성을 유지하거나 증진시키는 결과를 가져오는 신체활동을 뜻한다(Caspersen, Powell, & Christenson, 1985).

신체활동의 부족은 인슐린 저항성을 증가시키고 그 결과 고인슐린혈증을 일으켜 고혈압, 당뇨병, 고지혈증과 같은 생활습관과 관련된 질병을 초래할 수 있다(오상우, 2012). 그에 반해 적절한 신체활동은 신체적인 측면에서 근육을 발달시키고 근력을 증가시켜 순발력, 민첩성, 지구력, 협응성, 유연성 등을 향상시킨다. 또한 인슐린에 의한 근육, 지방에서의 포도당 이용률을 높여 순환기능을 개선시킬 뿐만 아니라 폐 기능을 강화시킨다. 나아가 신체활동을 통해 음식물을 소화시키고 흡수하는 기능이 향상되어 면역이 증진되며 노화가 연기되고 건강한 신체로 인해 수면의 질이 개선되는 효과도 있다. 정신적 측면으로는 신체활동을 통해 부정적 감정과 스트레스가 해소되면서 기분이 좋아진다. 이와 같이 신체활동을 통해 신체적·정신적 건강이 향상되면서 삶의 질이 개선되는 효과를 경험할 수 있다.

(2) 신체활동을 통한 에너지 소비 증가

사람들은 유산소 운동과 무산소 운동을 하면 체중조절과 건강증진에 도움이 된다는 것을 이미 알고 있으며, 이 두 종류의 운동을 모두 해야 한다는 것도 이해하고 있다. 예전에는 건강을 유지하고 증진하기 위해 따로 시간을 내어 격렬한 운동을 꾸준히 해야 된다고 생각했으나 요즘은 일상생활에서 실천할 수 있는 신체활동에 대한 관심이 증가하고 있다(생활습관의학연구회, 2012).

신체활동에는 유산소 운동과 무산소 운동도 포함된다. 유산소 운동은 운동하는 동안 산소를 필요로 하는 대사 작용으로 얻는 에너지가 필요한 신체활동으로, 비교적 강도가 낮아 오랜 시간 지속할 수 있다. 유산소 운동은 호흡기계와 순환기계의 기능 강화, 효과적인 체지방 분해에 따른 체중조절과 성인병 예방에 효과가 있다. 이에 반해 무산소운동은 운동하는 동안 산소가 필요 없는 대사 작용을 통해 에너지를 공급받는 신체활동으로, 에너지 소비 정도는 낮으나 근육을 강화시키는데 효과가 있다. 하지만 비교적 강도가 높아 오랜시간 지속할 경우 심장에 부담이 될 수 있다.

신체활동의 부족이 만성질환을 일으키는 대표적인 생활습관 중 하나로 주목되면서 고혈압, 고지혈증 등과 같은 만성질환의 예방을 위해 신체활동 증가의 중요성은 더욱 강조되고 있다. 현대인들의 바쁜 생활을 고려한다면 에너지 소비를 발생시키는 일상생활 속 신체활동의 증가가 실천하기에 보다 용이하다. 예를 들어 15분간 앉아서 전화를 받는 대신 서서 걸어 다니며 전화 받기, 한 시간 동안 인터넷을 서핑하는 대신 한 시간동안 보드나 카드게임 하기, 문 가까이에 주차하고 엘리베이터를 타는 대신 출입구에서 먼 곳에 주차하기, 3층 정도의 계단은 걸어서 올라가기, 버스 한 정거장 전에 내려 집까지 걸어가기, 바른 자세로 앉아 유지하기, 리모컨을 사용하지 않고 직접 전자기기를 켜고 끄는 습관 만들기 등 생활 속에서 간단히 실천할 수 있는 신체활동은 생각보다 많다.

이와 같이 기존의 일상적 생활습관을 개선하여 신체활동을 증가시킴으로써 에너지 소비를 증가시키는 방법을 니트 다이어트(Neat diet)라고 한다. 이를 위해서는 어떤 신체활동이 칼로리 소모를 높이는지를 알고 의도적으로 그러한 행위로 바꾸려는 노력이 필요하다. 하지만 앉아 있는 것은 체중 감소에 영향을 미치지 못하므로 체중감량의 목표가 있다면 최소한 서서 활동하는 것을 권한다(표 3-3).

<표 3-3> 일상적인 신체활동에 따른 에너지 소비

일상생활 활동	에너지 소비량 kJ/min (휴식 대비 에너지 소비율)
휴식(바로 누운 자세로 휴식)	5.4(0%)
가만히 앉아있기	5.6(3.7%)
앉아서 움직이기	8.2(54%)
가만히 서 있기	6.1(13%)
서성거리기	10.3(94%)

출처 : Levine, Scheusner, & Jensen, Energy expenditure of nonexercise activity, 2000

(3) 다양한 방법을 이용한 에너지 균형 조절

비만한 사람이 칼로리를 줄이기 위해서는 자신의 건강상태에 맞는 체중감량계획을 전문가와 의논하여 수립하여 실천하는 것이 바람직하다. 비만 치료의 목표는 체중증가예방, 체중 감소, 감량된 체중의 장기간 유지로 정하게 되며, 구체적인 이상적 일차 목표는 6개월 이내 원 체중의 5~10%를 감량하는 것이다 (Wing & Hill, 2001).

이를 위해서는 식이요법 함께 운동요법과 인지행동요법을 병행하는 것이 효과적이다(생활습관의학연구회, 2012). 운동요법은 유산소와 근력운동을 규칙적으로 시행하거나 중강도 이상의 신체활동을 가능한 매일 시행하는 것을 권장한다. 중강도 운동을 30~60분/일 또는 20~30분씩 2회로 나누어 실시하고 주당 5회 이상 시행해야 효과가 있다. 이러한 방법은 이상적이기는 하나 바쁜 현대인이 따로 시간을 내서 매일 운동한다는 것이 쉽지 않으므로 장기적으로 유지하기는 어렵다는 점에서 한계가 있다.

인지행동요법은 자기감시, 자극조절, 문제해결, 우발적 사건 관리, 인지재구성, 사회적 지지와 스트레스 관리를 통한 재발방지 전략 등을 사용하여 체중감량을 방해하는 행동은 제거하고, 촉진하는 행동은 증진시켜 바람직하지 못한 생활습관을 개선하는 데 도움이 된다. 이러한 인지행동요법은 6개월 이상 지속해야 하며 감량된 체중의 유지를 위해서는 1년 이상 지속하도록 권장된다(생활습관의학연구회, 2012).

(4) 휴식을 이용한 에너지 균형 유지

사람들이 피로할 때 '그냥 한숨 푹 잤으면 좋겠다'는 말을 흔히 한다. 수면부족이 피로의 원인이 아니라면 수면을 취하기만 한다고 피로가 풀리지는 않는다. 피로는 힘이 없거나 무기력하거나 원기가 떨어졌다 등으로 표현되는 주관적인 증상이다(대한의학, 2019). 의학적인 의미로는 신체적 활동 후 혹은 정서적, 정신적 압력을 받은 후에 탈진하거나 힘이 없어지고 기능을 상실한 상태로 정의되나 실제적으로는 정의하기 힘든 경우가 많다. 피로가 질병으로 인한 증상일 수도 있으나 그보다는 기능에 이상이 있음을 조기에 경고하거나 에너지 불균형을 알려주는 증상으로 여겨진다. 피로는 강도 높은 활동이나 일, 수면부족, 과로, 부적절한 식사 등의 생활양식이나 우울, 불안과 같은 심리적 요인이 원인이 될 수 있다.

뇌과학자들은 교감신경의 혹사로 인해 신체 내 활성산소가 증가하여 교감신경의 말단을 산화시키고 세포 내 미토콘드리아의 기능을 떨어뜨리게 되면서 에너지 생산능력이 낮아져 피로가 증가하는 것으로 본다. 또한 피로의 증가는 스트레스를 받은 과립구가 급속히 증가하여 활성산소가 많아지면서 세포를 파괴함으로써 발생되는 것으로도 알려져 있다. 이러한 뇌의 피로는 갑작스러운 운동, 장시간의 일, 동일한 일의 반복, 오랫동안 유지한 같은 자세, 싫은 일을 억지로 할 때, 늦은 밤까지 일하는 습관이나 시간에 쫓기며 일하는 습관, 불규칙하거나 절제가 없는 생활습관, 과도한 자외선 노출, 신나서 일에 몰두하는 습관, 늦은 밤까지 이어지는 회식문화 등의 생활습관과 관련이 있다(이시형, 2018). 뇌의 피로가 심해지면 도파민, 세로토닌, 노르아드레날린 등과 같은 신경 전달물질의 고갈로 인해 뇌기능이 저하되며 감각기능에 이상이 올 수 있다.

제대로 된 휴식을 위해서는 다양한 측면에서 생활습관이 잘 형성되어야 하며, 양질의 수면을 취할 수 있어야 한다(생활습관의학연구회, 2012). 양질의 수면을 위해서는 수면시간과 언제 잠이 들고 깨어나는지가 중요하다. 보통 권장되는 수면시간은 하루 6시간 정도이며 가능한 밤에 일찍 자고 아침에 일찍 일어나는 습관을 갖는 것이 바람직하다. 그리고 규칙적인 식습관과 함께 질적으로 우수하게 구성된 식사가 세포의 상태를 최상으로 향상시킬 수 있으며 산화를 방지할 수 있는 성분이 많이 함유된 식품섭취도 도움이 될 수 있다. 또한 운동은 조금씩, 천천히, 꾸준하게 시행하며 아침 햇살아래 시행하는 운동은 상쾌한 기분이 들기도 하지만 세로토닌을 비롯한 활동성 호르몬의 분비를 활성화시킨다. 신체활동이나 스트레칭으로 몸을 천천히 이완시키는 운동도 피로를 감소시킬 수 있다. 외국에서 꾸준하게 각광받고 있는 명상법이나 마음챙김 방법도 교감신경을 안정시켜 뇌를 쉬게 해주는 효과가 있는 것으로 알려져 있다.

3. 청년기 생활습관실태와 개선

1) 청년기 영양섭취와 건강행태

(1) 청년기 영양섭취 실태

한국 성인(19세 이상)의 에너지 권장량은 여자 1,664kcal, 남자 2,321kcal로, 20대의 에너지 섭취율은 기준보다 낮으나 50대까지 섭취율이 증가하는 것으로 나타났다(그림 3-2). 곡류, 채소류, 음료류 등의 섭취율이 높으며 특히 과일 주스를 포함한 음료 섭취량은 꾸준하게 증가하고 있다. 20대는 30대에 비해 탄수화물의 섭취량은 적으나 지방의 섭취량이 많고, 특히 포화지방산의 섭취가 많다. 하지만 식이섬유, 칼슘, 비타민 A, 비타민 C, 칼륨, 나이아신의 섭취율은 낮다. 특히 만성질환의 원인 중 하나인 나트륨의 섭취는 20~50대에 많은 것으로 나타나 20대부터 나트륨의 섭취를 줄이는 식습관을 갖는 것이 시급한 과제로 확인된다.

<그림 3-2> 연령에 따른 1일 에너지 섭취량

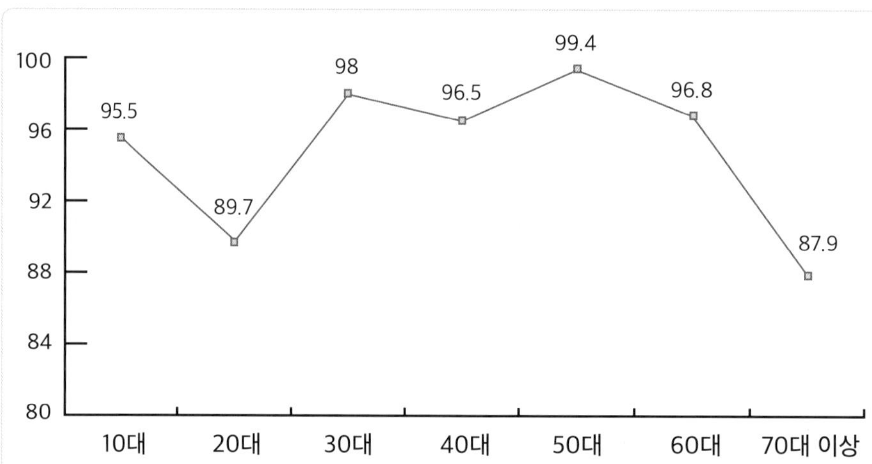

출처 : 질병관리본부, 2018 국민건강통계, https://knhanes.cdc.go.kr

<그림 3-3> 연령에 따른 아침식사 결식률

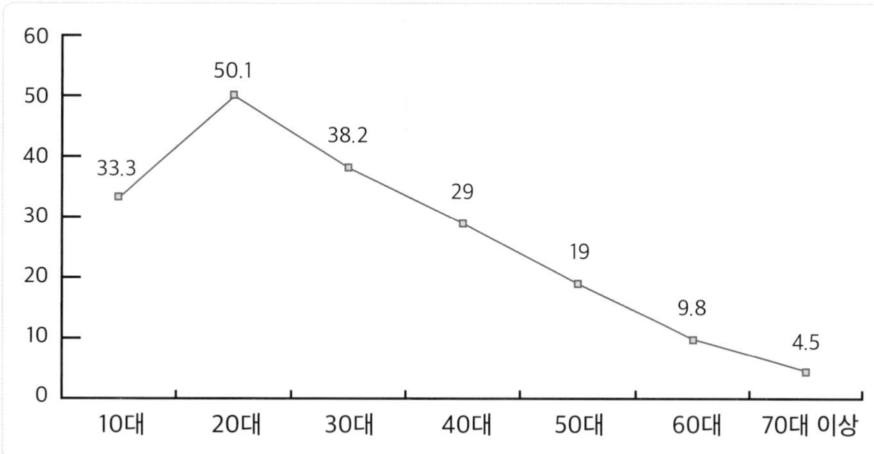

출처: 질병관리본부, 2018 국민건강통계, https://knhanes.cdc.go.kr

식사행태를 보면 20대가 가장 아침식사를 잘 먹지 않는 것으로 나타났으며(그림 3-3) 여자보다 남자가 아침을 먹지 않는 사람들이 많다. 20대는 10대 및 30대와 더불어 하루에 1회 이상 외식하는 비율이 다른 연령대에 비해 높으며 이는 나트륨의 과다한 섭취나 편중된 영양섭취의 원인이 될 수 있다.

(2) 청년기 건강행태

19세 이상의 성인들의 유산소 신체활동실천율은 2014년 이후로 점점 감소하는 것으로 나타났다(그림3-4). 연령대별로 본다면 20대에서 가장 높게 나타나나 연령이 높을수록 감소하는 양상을 보인다. 걷기실천, 근력운동실천, 유산소 및 근력운동도 20대에서 가장 높게 나타나지만 이 또한 연령이 높아질수록 감소하는 양상을 보인다.

건강에 영향을 주는 생활습관 중 흡연과 음주에 대해 살펴보면 성인의 흡연은 최근 3년간 감소하는 양상인 데 반해 20대 여성의 흡연은 증가하는 양상을 보인다. 1년 동안 한 달에 1회 이상 음주를 한 20대는 64% 정도였으며 남성의 음주율이 여성보다 많이 높았다. 20대 여성은 다른 연령대보다 음주율이 높고, 20대 남성의 경우 다른 연령대보다 음주율이 높지는 않았으나 30대와 40대가 되면서 점점 높아지는 양상을 보였다. 특히 주 2회 이상, 1회 평균음주량이 5잔 이상인 고위험음주율은 40대와 함께 20대에서 높게 나타났으며(그림 3-5), 최근 1년 동안 월 1회 이상 5잔 이상 음주한 여성의 비율도 다른 연령대에 비해 현저하게 높아 청년기 건강행태의 문제를 확인할 수 있다.

<그림 3-4> 년도별 유산소신체활동실천율 변화

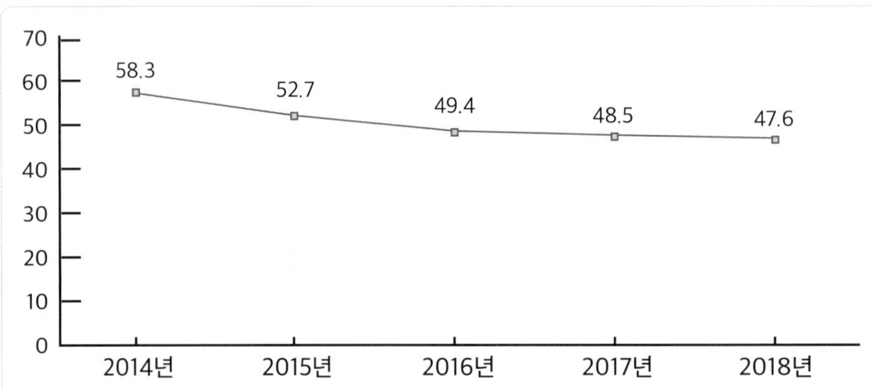

<그림 3-5> 연령에 따른 고위험음주율 변화

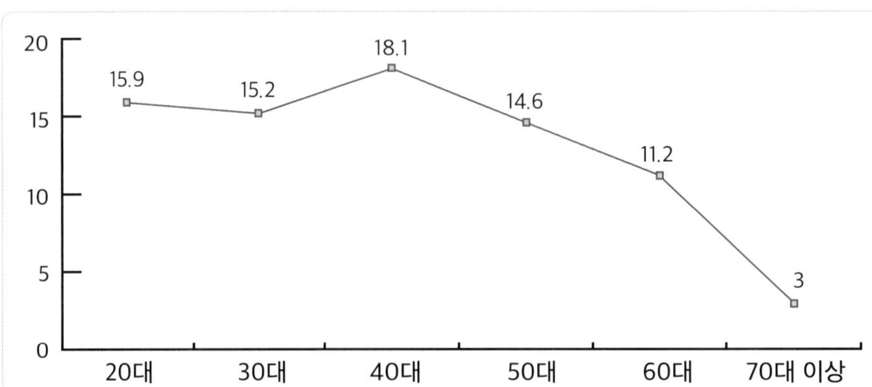

출처: 질병관리본부, 2018 국민건강통계, https://knhanes.cdc.go.kr

2) 생활습관의 개선

한국 청년들의 에너지 섭취량은 기준치를 넘지는 않는다(국민건강통계, 2018). 하지만 영양소 섭취에 있어 불균형이 존재하며 음식을 선택함에 있어 포화지방산이 많고 짠 음식을 많이 먹는 것으로 나타났다. 또한 비만 유병률은 20대에서 몇 년간 증가하다가 2018년에 다소 감소했지만 연령이 높아질수록 증가하는 추세는 변함이 없었으며 이에 반해 유산소운동실천율은 점점 더 낮아지는 양상을 보여주었다. 다행스럽게도 자신이 비만임을 인지하고 있는 20대 중 최근 1년간 체중감량을 위해 노력한 경우는 57% 정도로 체중조절을 위해 노력하는 청년도 많았다. 그렇지만 대사율과 에너지 소비가 성인기초기부터 10년에 약 2%의 비율로 감소하며(이영미 외, 2014) 만성질환의 원인인 흡연과 음주가 20대에서 높다는 점을 감안하면 청년기부터의 적극적인 생활습관 개선은 반드시 필요하다.

따라서 청년기에는 탄수화물과 포화지방산, 나트륨의 섭취를 줄이고 비타민 A나 칼슘과 같이 부족한 영양분은 더 섭취할 수 있도록 식단을 조절해야 한다. 또한 자신이 비만이라고 인지하는 경우 비만의 정도와 동반질환의 발생위험, 자신의 상황과 건강상태 등을 고려하여 체중감량을 위한 식이요법, 운동요법, 인지행동요법을 활용한 계획을 세워 실천하려는 적극적인 시도가 필요하다. 수행 시 혼자 실천하기 어렵다면 동료를 만들거나 전문가를 활용할 수도 있고, 자신의 미래 모습을 상상하며 지속적으로 스스로에게 동기를 부여할 수도 있다. 또한 청년기부터 가능한 빨리 금연을 실천하며 음주습관을 개선함으로써 건강관리를 위한 바람직한 생활습관을 형성하도록 노력해야 한다. 이러한 노력은 건강에 긍정적으로 작용하는 생활습관을 유지함으로써 이후 서서히 진행되는 노화의 과정에서 건강한 삶을 영위하고 삶의 질을 향상하는 데 든든한 토대가 될 것이다.

4장 청년기 성 건강

1. 성
2. 관계와 사랑
3. 건강한 성생활

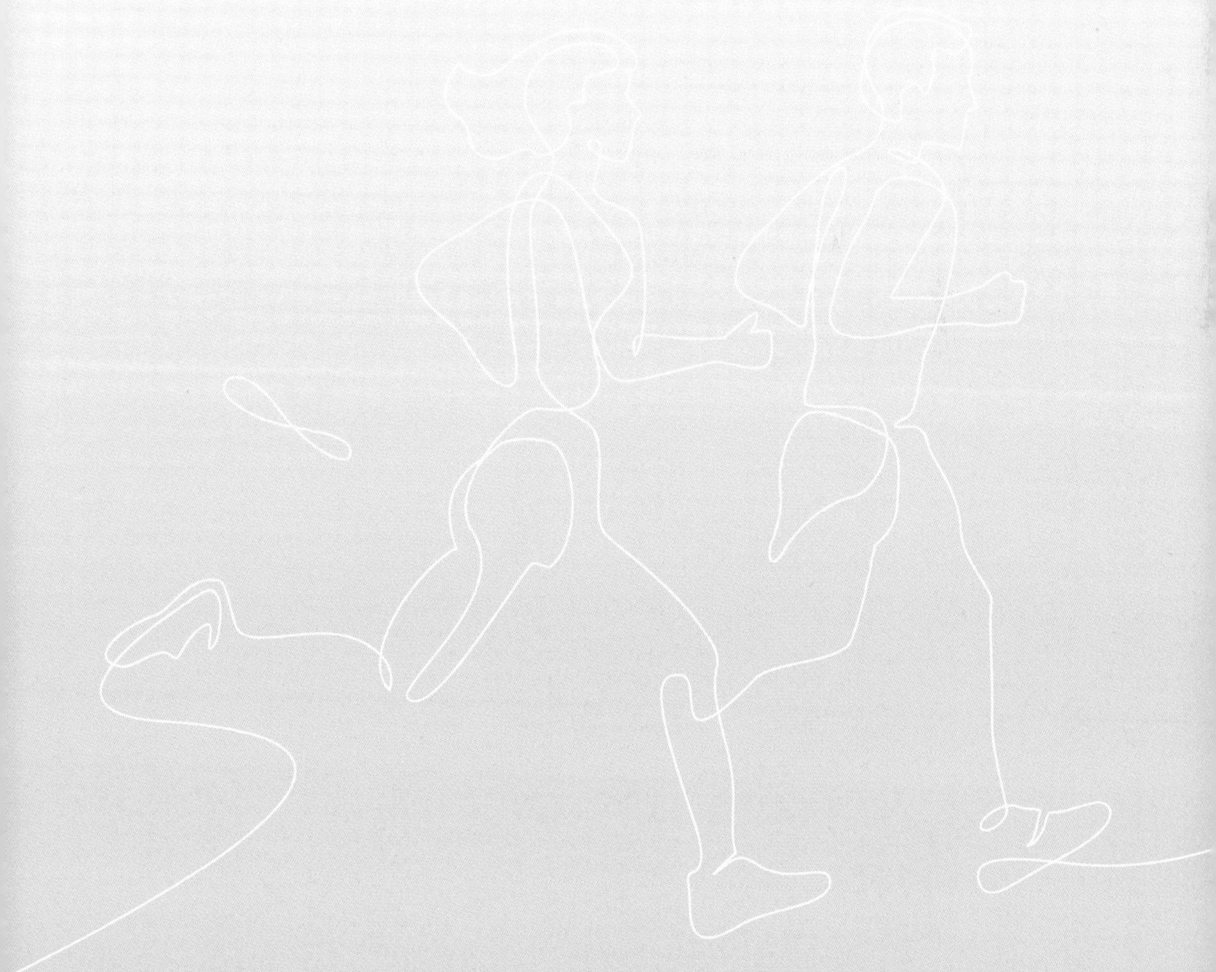

4장 청년기 성 건강

1. 성

1) 성과 관련된 개념

(1) 생물학적인 성(sex)

생물학적인 성은 성염색체의 구성에 따라 나타나는 해부학적인 특징으로 결정되는 성이다.

(2) 사회적인 성(gender)

사회적인 성은 역사적·사회적·문화적 영향에 의해 형성된 성으로 여성다움 또는 남성다움이라는 전형적인 이미지나 성 역할과 같은 규범에 의해 결정되는 것을 말한다(Helen, 2005). 성역할은 개인이 속한 문화에서 성별에 따라 구분되는 행동과 태도 등을 총칭하는 것이다. 성역할은 규범과 신념 체계에 의해 사회적으로 기대하는 성에 따른 행동과 태도로, 선별적 양육과 환경을 통해 습득된다. 일부 페미니즘에서는 성역할에 대해 남성이 여성을 확실하게 통제하기 위해 만들어 낸 사회체제이며 습득된 것이라고 주장하기도 한다(Simone, 2009).

(3) 성정체성(gender identity)

성별에 대한 내면적인 자아의식으로 자기 자신을 남성, 여성으로 지각하는 것을 의미한다(Roger, 2015). 3세경부터 신체에 대한 자아, 초기 신체 이미지, 나와 나 아닌 것에 대해 감각을 통해 자신이 속한 성별을 인식하고 이를 기반으로 그 성별 집단이 지닌 특성, 행동, 태도 등을 학습하여 4~5세경에 성정체성을 확립하게 된다. 대개 생물학적인 성과 성정체성이 일치하나 그렇지 않은 경우에는 성정체성의 혼란으로 어려움을 겪기도 한다.

(4) 성적지향성(sexual orientation)

성적지향성은 주로 낭만적이고 감정적이며 성적으로 끌리는 성을 의미한다(Roger, 2015). 성적지향성은 이성애(heterosexual, straight), 동성애(homosexual, gay or lesbian), 양성애(bisexual), 무성애(asexuality) 등으로 구분된다.

<그림 4-1> 성정체성 vs 성지향성 vs 생물학적 성

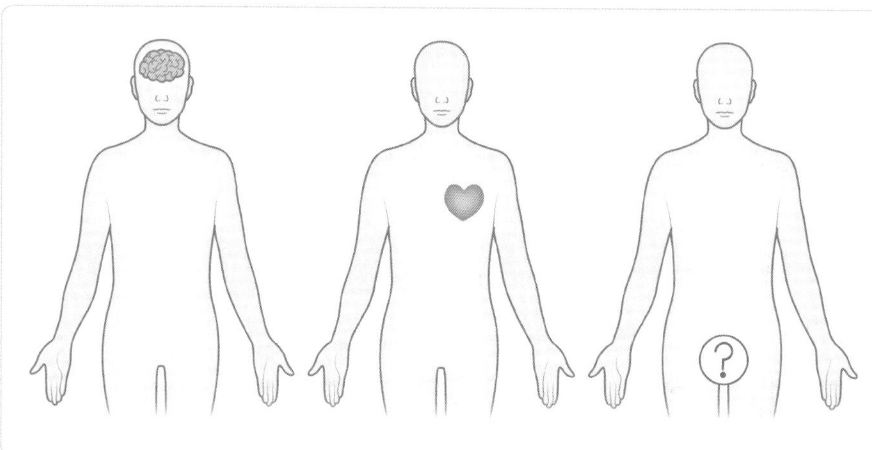

(5) 섹슈얼리티(sexuality)

섹슈얼리티는 다양하게 표현되는 성적인 존재로서 인간의 모든 면을 의미하는 것으로(Roger, 2015), 성적 욕망과 심리, 실천들, 정체성, 이데올로기, 제도나 관습에 의해 규정되는 사회적인 요소들까지 모두 포함하는 개념이다. 즉, '누구를 어떻게 사랑하고 누구와 어떠한 친밀한 관계를 맺고자 하는가'를 둘러싼 인간이 느끼고, 생각하고, 바라고, 표현하고, 행동하는 모든 것을 포함한다.

섹슈얼리티는 크게 네 가지 영역인 일부일처제, 일부다처제와 같은 사회적 관행들, 성적지향성, 성적욕망, 성정체성으로 구성된 개념이다. 섹스에 관한 생각들이나 의미들, 사회적 관행들을 뜻하는 섹슈얼리티는 개인이 성적 욕망을 창조하고 조직화하고 표현하며 특정한 방향으로 나아가게 함으로써 결국 사회적 존재로서의 남성과 여성을 창조한다. 따라서 섹슈얼리티는 어떤 고정된 본질에 의해 결정되는 것이 아니라 사회적, 문화적인 맥락을 지니므로 생리학적 성이나 성행동의 의미를 넘어선 남성과 여성을 전체적이고 포괄적으로 표현하는 것이라 할 수 있다.

하지만 현대의 섹슈얼리티는 성의 상품화가 만연해지면서 진정한 성적 욕망의 실체가 무엇인지에 대해 알지도 못한 채 육체적 쾌락만을 위한 성기위주의 성으로 인식되고 있다(양해림 외, 2009). 이러한 몸을 통한 섹슈얼리티를 통해 사람들은 관음의 욕망을 충족하고 성적 욕망과 판타지를 얻는다. 하지만 이는 사람의 몸에 대한 왜곡된 이미지를 형성하고 올바른 성의 인식과 인권 회복에 도움이 되지 않는다. 성에 대한 올바른 인식은 사람이 자신에게 있는 욕망의 실체를 정확히 인식하고 서로를 능동적 주체로 인정하며 서로가 공유하는 쾌락을 만들어갈 때 형성될 수 있다.

2) 성적 다양성과 성소수자

(1) 성적 다양성

성적 다양성은 모든 성적 특성, 성적지향성, 성정체성을 포함한 의미로 사용되고 있으며, 이성애와 동성애뿐만 아니라 양성애, 범성애(pansexual), 트렌스젠더(transgender), 젠더퀴어(genderqueer), 무성애(asexual)까지 모두 포함한다. 사람들마다 느끼는 이끌림이나 행동의 경향 및 강도가 다르고 이성애와 동성애를 중심으로 구분하는 기준에 대한 비판이 점점 거세지면서 다양한 성적지향성을 지닌 사람들이 자신의 권리, 자유, 기회를 찾기 위해 활발히 활동하고 있다. 이들의 활동을 통해 성적 다양성에 대한 사회의 관심이 높아져 오늘날 성적 다양성에 대한 논의는 성에 국한되지 않고 성적지향성에 관계없이 모든 사람들이 평등하며 존중받아야 한다는 인권적 차원에서 인식되고 있다.

(2) 성소수자

2011년 유엔인권이사회가 성소수자 권리(LGBT 권리 : Lesbian, Gay, Bisexual, Transgender의 권리)를 인정하고 증오범죄, 동성애불법, 차별 등 이들의 인권 침해에 대해 문서화한 결의안이 통과되면서 LGBT를 보호하는 법을 여러 나라에 제정하도록 촉구하였다. 한국도 국제적으로는 성소수자 차별에 반대하고 인권보장에 찬성하였으나 이에 대한 부정적인 국내 여론에 따라 제도적 장치는 아직 미비한 실정이다. 성소수자들의 권리에 대한 선언은 성소수자 권리선언(2008)과 성 권리선언(2018)을 통해 이루어졌고, 이는 모든 개인은 자신의 성의 가치, 태도와 행동을 자유롭게 결정할 권리를 가지며 성에서 평등하며 존중받을 권리를 가져야 함을 강조하고 있다.

북유럽, 서유럽, 북미, 남미, 호주 등에 비해 아시아와 아프리카에 있는 대부분의 나라들은 사회문화적으로 성소수자에 대한 부정적 인식이 강하여 성소수자들은 자신의 성적지향성을 떳떳하게 드러내지 못하고 있다(이창규, 2016). 하지만 모든 사람들이 합리적인 이유 없이 차별을 당하지 않을 권리가 있고, 이는 헌법에 명시되어 있는 보편적 원칙이다. 따라서 국가는 성뿐만 아니라 문화, 장애, 인종, 외모 등 다른 측면에 있어서도 다양성을 인정하고, 소수자들이 동등한 권리를 가질 수 있는 사회로의 변화를 위해 노력해야 한다.

3) 성 인지적 관점에서의 평등

(1) 한국의 성차별 실태

한국의 성평등 수준은 조금씩 나아져 가고 있는 것처럼 보이지만 2019년 통계조사에서 한국은 29개 OECD 회원국 중 최하위로 나타나(The economist, 2019) 성평등지수는 여전히 후진국 수준을 벗어나지 못하고 있음을 보여준다. 교육 영역에서의 성차별은 낮지만 사회 활동이나 임금수준, 가사 및 양육에 대한 부담 등에서 극명한 차별을 보인다. 성역할 인식에 대해 청소년의 96%가 남성과 여성이 평등한 권리를 가져야 한다고 생각하고 있고(청소년통계, 2019), 성차별에 대해 심각하게 생각하는 20대 남성들도 상당 비율 존재하는 것으로 나타나(한국여성정책연구원, 2019) 성차별을 줄이기 위한 움직임에 남성들의 인식 변화가 있음을 보여준다. 그러나 사회에서 발생되는 성범죄를 바라보는 관점이나 일상생활에서 고착화된 성역할로 인해 여성들이 겪는 어려움 등에 공감하지 못하는 남성들도 여전히 많다. 성별로 구분하는 것이 아닌 인간존중의 가치와 공존의 개념으로 조화롭게 살아가는 세상을 위해 앞으로도 개인과 사회의 많은 노력이 필요하다.

(2) 양성평등에서 성인지적 관점으로의 변화

양성평등은 여성이 사회전반에서 성별로 인해 차별받으며 남성보다 낮은 지위와 권한을 가진다는 문제에서 시작되었지만, 성에 따른 관계를 재편하는 것이 아닌 여성이 남성과 전반적으로 같아지는 것을 목표로 함으로써 그 한계를 드러내고 있다. 인간은 양성으로 또렷하게 나눠지는 존재가 아님에도 양성평등은 이러한 이분법적 사고를 고착화시키고 남녀 간의 혐오 감정과 갈등을 깊어지게 하는 문제를 야기하기도 하였다. 더욱이 양성평등 개념은 현실에서 일어나는 성차별적 문제를 실제적으로 해결하는 데 필요한 구체적인 방안을 제시하지 못했다.

이러한 점에서 새롭게 대두된 개념이 성인지 감수성이다. 성인지 감수성은 성별 간의 차이로 일상생활에서의 차별과 유·불리함 또는 불균형을 인지하는 것을 의미한다(이혜경, 2018). 이는 성평등 의식과 실천의지, 성인지력까지 모두 포함하는 개념이다. 최근 발생한 성범죄에 대한 법원의 판결에도 성인지적 관점이 적용되었다. 가해자가 성범죄 후 피해자의 행동방식에 대해 자신의 방식대로 해석하여 무죄임을 주장하였으나 법원의 판단은 피해자의 대처양상이 피해자의 성격이나 가해자와의 관계에 따라 달라질 수 있으므로 피해자에게 피해자다움을 강요해서는 안 된다고 판결하였다. 이러한 성인지 감수성의 대두는 단순히 여성과 남성으로 분리했던 이분법적 사고의 제한적 고리들을 해체하고 성에 대한 새로운 관점을 창조하자는 움직임이다.

그러나 인식의 변화속도는 느리다. 오랜 기간 동안 형성되어 온 기존의 성에 대한 인식을 깨고 새로운 의식구조로 재편성하는 것이 쉽지 않기 때문이다. 하지만 현재 사회에서 일어나고 있는 성차별로 인한 여러 문제와 갈등을 해결하고 공존하며 살아가기 위해서는 성인지적 관점에서의 변화가 이루어져야 한다. 개인적 차원에서 일상생활의 성과 관련된 차별과 불평등 요소를 얼마나 민감하게 인식하고 있는지 살펴보고, 그에 대한 자신의 실천의지와 행동방식을 점검해 보는 것이 필요하다. 아직 신뢰성 높은 젠더감수성 측정도구가 개발되지 않았으므로 일상생활에서 성차별적 상황이나 사건에 대한 불편함을 어느 정도 느끼는지 파악함으로써 자신의 성인지 감수성의 정도를 평가해보기 바란다. 이런 경험을 통해 자신이 깨닫게 된 사실을 타인과 공유하고 토론하는 시간을 가지는 것은 자신의 인식을 더욱 성숙시킬 뿐만 아니라 새로운 관점에 대한 사회적 담론을 활성화시키는 기회가 될 수 있다.

2. 관계와 사랑

1) 사랑

(1) 사랑의 유형

사랑이라는 단어는 수많은 문학작품과 영화, 일상생활에서 많이 사용된다. 하지만 사랑이 무엇인가에 대한 질문을 하면 다양하고 수많은 대답이 나올 만큼 간단명료하게 정의하기 어렵다.

Sternberg(1986)는 사랑의 구성요소인 열정, 친밀감, 책임감의 조합에 따라 인간관계에서 나타나는 7가지 유형의 사랑에 대해 설명하였다. 세 요소 중 하나만 있는 경우는 좋아함, 심취, 공허한 사랑의 유형이고, 두 가지 요소는 있으나 한 요소가 부족할 경우 낭만적 사랑, 실체가 없는 사랑, 우애적 사랑의 유형이며, 세 가지 요소를 모두 갖추었을 때 완전한 사랑이 만들어진다고 하였다.

하지만 이렇게 형성된 사랑도 시간의 경과에 따라 변한다. 이에 대해 Sternberg(1986)는 초반에 뜨겁게 불타올랐던 열정이 점점 사그라들고 친밀감은 높아졌다가 감소하며 책임감은 가장 늦게 증가하기 때문이라고 설명했지만, 사랑의 정의나 형태가 다양한 만큼 현실의 모든 사랑하는 관계에서 이러한 변화를 볼 수는 없다(유가효, 2010). 특히 청년기의 사랑은 성숙한 성인이 되는 과정에서 타인과 의미 있는 관계를 맺고 다양한 감정을 경험하며 사랑을 발전시켜 나가는 행복감을 경험할 수 있다는 측면에서 중요한 의미를 가진다.

(2) 사랑의 단계

사랑의 단계에 대해서는 다양한 의견이 존재하지만 기본적으로 세 단계를 거쳐 발전한다고 알려져 있다. 1단계는 정서적으로 모든 감정이 고조되어 흥분과 짜릿함에 빠져있는 상태로 상대방의 좋은 점만 보이고 나쁜 점은 보이지 않는 단계다. 하지만 서로에 대해 알면 알수록 서로의 차이점을 알게 되고 갈등이 발생되어 쌓이기 시작하는 2단계로 넘어간다. 이러한 관계 내 갈등과 불안을 받아들이고 이 문제들이 관계에 부정적 영향을 미치지 않도록 함께 노력하면서 신뢰를 형성하고 친밀감을 공유하면서 3단계로 발전하면 결혼과 같은 관계로 나아갈 수도 있다. 그러나 3단계까지 발달한 관계라 할지라도 갈등을 받아들이지 못하면 관계는 언제든 깨질 수 있으므로 관계를 유지하기 위해서는 서로를 이해하고 믿기 위한 노력이 지속적으로 필요하다.

(3) 성적자기결정권

헌법에서 보장하고 있는 성적자기결정권은 개인이 사회적 관행이나 타인에 의해 강요받거나 지배받지 않으면서 자신의 의지나 판단에 따라 자율적이고 책임 있게 자신의 성적 행동을 결정하고 선택할 권리를 말한다. 이는 모든 사람은 자신이 원하지 않는 성적 행위를 거부하고 반대할 수 있으며 상대가 원하지 않는 성적 행위는 아무리 사소한 것일지라도 강요해서는 안 된다는 것을 뜻한다. 원치 않는 성적 행동이란 설사 사소하다고 생각되더라도 상대방이 성적 수치감이나 모욕감 등을 느낄 수 있는 행위는 모두 포함된다.

또한 성적자기결정권은 책임감 있는 태도를 기반으로 타인을 배려하고 타인의 권리를 침해하지 말아야 하며, 준비되지 않은 임신과 낙태 등 생명윤리의 문제를 가져올 수 있는 문제들에 대해 심사숙고하는 태도가 전제되어야 한다. 이러한 의미에서 성적자기결정권은 단순히 성행위를 할지 또는 하지 않을지를 결정하는 권리가 아니며 자신과 타인의 인격을 존중하는 기본적인 권리로 인식해야 한다.

2) 결혼

결혼은 관계가 더욱 친밀해지고 발전되면서 사랑이 깊어질수록 사랑하는 사람과 함께 살고 싶게 되면서 선택하게 되는 삶의 과정이자 사회적 제도이다. 결혼을 한다는 것은 지금까지 살아 온 인생과는 다른 인생을 시작하게 된다는 점에서 생애주기의 가장 큰 사건 중 하나이다(Ayala, 2005).

결혼은 또한 동등한 관계의 배우자가 서로를 사랑하는 마음으로 해야 하며 사랑을 받는 방법뿐만 아니라 다양한 대상들을 상대로 사랑을 기꺼이 주는 방법도 배울 수 있는 소중한 인생경험이다. 연애 시절 열정과 친밀감으로 사랑했다면 결혼한 후에는 사랑, 친밀감, 책임감을 바탕으로 동일한 방향을 보고 나아가는 공동체적 유대관계를 유지해야 한다. 결혼 후 관계의 위기는 발생될 수 있으나 원인이 어떤 것이든 문제를 해결하기 위해서는 서로의 생각을 존중하고 충분히 이해하며 대화를 통해 합의하려는 상호협조적 태도가 필요하다.

부부의 건강한 성생활은 행복한 결혼생활을 위해 중요한 요소이다(하재청 외, 2003). 성관계는 대화처럼 사랑을 표현하는 방식 중 하나이므로 결혼을 유지하기 위해서는 서로가 만족스러운 성생활을 할 수 있도록 노력해야 한다. 부부 중 한 사람이라도 성적욕구 불만을 가진다면 부부관계에 부정적인 영향을 미치게 된다. 결혼 후 나타날 수 있는 성 건강 문제로는 성욕구장애, 성흥분장애, 절정감 장애, 질경련증, 성교통 등이 있으며, 이러한 문제가 있을 경우 치료자와 함께 전문적인 치료를 통해 해결하는 것이 좋다. 사랑하는 사람과의 합의된 성생활은 충만하고 풍족한 삶을 느끼게 하며 서로의 친밀함과 유대감을 증가시키는 데 매우 중요하다.

3) 임신

(1) 임신 여부 알기

임신을 하게 된 경우 초기에는 잘 인지하지 못할 수 있지만 다음과 같은 징후와 함께 임신가능성의 성관계가 있었다면 임신여부를 확인해 봐야 한다(이경혜 외, 2018).

·예정일보다 생리가 1주일 이상 늦어진다.

·소변이 자주 마렵다.

·정서적으로 불안정하고 초조함을 자주 느낀다.

·체온이 조금 올라간다.

·식욕이 없어지거나 음식에 대한 기호가 바뀐다.

·가슴이 보통 때보다 커지고 색깔이 진해진다.

임신은 소변검사, 초음파 검사로 확인이 가능하다. 임신테스트기를 사용할 때는 수정 후 10~14일이 지난 후 검사해야 정확한 결과를 알 수 있다. 이는 태반에서 분비되는 사람 융모성 성선자극 호르몬(human chorionic gonadotropin; hCG)을 이용하여 임신여부를 판단하는 방법으로 hCG는 수정 후 10일 정도 지나야 소변으로 배출되어 검출가능하기 때문이다. 제품에 표시된 검출결과 해석을 참고하여 판단하며, 정확한 진단을 위해서는 반드시 병원에 방문하여 의사의 진료를 받아야 한다.

(2) 임신 중 관리

① 1기 : 초기(1주~13주)

임신이 된 경우 임신 초기 3개월까지 유산의 위험성이 가장 높으므로 주의가 필요하다. 보건소나 산부인과 전문병원을 방문하여 산전 검사와 진료를 정규적으로 받아야 한다. 호르몬 분비의 불안정으로 불안하거나 예민한 감정변화를 겪을 수 있다. 일상생활에서는 격렬한 운동이나 무거운 것을 드는 행위, 장거리 여행은 가능한 피하고 치아건강에 주의하는 것이 좋다. 담배와 술은 절대 금기이며, 적절한 운동은 무리가 되지 않는 범위에서 하는 것이 좋다. 또한 임신 초기 이후 일어나는 몸의 변화와 관리 방법에 대해 교육을 받거나 정보를 얻는 것도 중요하다.

② 2기 : 중기(14주~27주)

태동을 처음 느낄 수 있다. 태아가 왕성하게 성장하므로 질적으로 잘 구성된 식단에 따라 영양소를 골고루 섭취한다. 체중이 너무 많이 증가하지 않도록 고당도의 간식은 피하도록 한다. 조기 진통이나 임신중독증 발생이 증가하므로 산전 진찰을 7개월까지는 월 1회 정기적으로 시행한다.

이 시기는 호르몬 분비가 안정화되면서 심리적으로 안정된 모습을 보인다. 혈액순환이 일시적으로 원활하지 않을 경우 자세변경에 따라 어지럼증을 느낄 수 있으므로 조심스럽게 자세를 변경하는 것이 좋다. 임신 중 성생활은 조심스럽게 시행할 수 있다. 파트너와 함께 출산에 대한 교육을 받고 출산에 대한 두려움을 줄이고 다양한 방법의 태교를 통해 마음의 안정을 유지하려고 노력하는 것이 필요하다.

③ 3기 : 후기(28주~40주)

외부환경의 자극에 대해 반응하는 태아를 느낄 수 있다. 이 시기는 자궁의 크기가 커지면서 심장이나 위를 누르게 되어 속이 더부룩한 느낌이 든다. 팔, 다리가 잘 붓기도 하며 배꼽이 튀어나온다. 염분을 제한한 식사를 하고 체중이 급증하지 않도록 조절한다. 무거운 물건을 들거나 엉거주춤한 자세, 장시간 서 있는 일은 피함으로써 조산을 방지한다. 후기에도 조심스럽게 성생활을 하는 것은 가능하나 마지막 달에는 피하는 것이 좋다.

(3) 유산

유산은 20주 전에 인위적인 원인 없이 임신이 중단되는 것을 말한다(이경혜 외, 2018). 3회 이상 유산을 경험할 경우 습관화됨으로써 임신이 점점 어려워진다. 반복되는 유산은 본인 및 가족구성원에게 깊은 실망과 슬픔, 심리적 압박감을 준다. 유산의 원인은 다양하지만 원인이 불명확한 경우도 많다. 유산은 출산과 동일하게 산후조리를 받아야 하며 유산의 원인을 파악하는 것이 중요하다. 개인 사정으로 인공임신중절수술을 하는 것은 현 국내 법률상 불법이며, 모자보건법 14조에 해당되는 경우(유전학적 질환, 전염성 질환, 강간이나 준강간, 혈족관계 간 임신, 모체의 건강을 심각하게 해칠 우려가 있는 경우) 배우자와의 동의하에 합법적인 인공임신중절수술이 가능하다. 또한 모자보건법 14조에 해당하더라도 임신 24주일 이내에만 시행이 가능하다. 인공임신중절수술은 자궁벽 손상, 출혈, 감염 등의 합병증을 초래할 수 있고 자궁경관이 손상되었을 경우에는 자궁무력증으로 인한 반복유산의 원인이 될 수도 있다. 또한 자궁내막에 상처가 생겨 유착이 발생하게 되면 향후 불임과 유산의 원인이 된다. 인공임신중절수술은 추후 임신에 미치는 영향이 크므로 불가피한 경우를 제외하고는 시행하지 않는 것이 바람직하다.

(4) 임신 및 출산과 관련된 문제

① 난임과 불임

요즘 정상적인 부부관계에도 1년 이내에 임신이 되지 않는 상태인 불임이나 생물학적으로 임신이 가능한 상태임에도 불구하고 임신이 되지 않는 난임이 많다. 따라서 35세 이상의 여성은 파트너와 함께 좀 더 적극적으로 난임 상담을 받아보는 것이 좋다. 난임 치료를 전문적으로 하는 병원을 찾아가서 원인을 파악하고 그에 따라 치료 및 임신 계획을 수립해야 한다. 불임과 난임의 원인은 가임부부의 생물학적 고령화가 가장 큰 원인이지만 그 외 남성 측의 문제, 난소나 난관의 문제, 배란장애, 자궁의 문제가 직접적 원인이 되며 과도한 스트레스, 환경오염, 흡연과 음주, 성병 등도 영향을 미치는 것으로 알려져 있다. 하지만 여러 가지 검사 후 원인불명인 경우도 종종 있다. 따라서 임신을 원한다면 편안한 마음을 갖도록 하며 정기적 검사를 통해 생식기계의 문제가 없는지 확인하고 전반적으로 건강한 상태를 유지하도록 적극적 노력이 필요하다. 또한 인공수정이나 시험관 내 수정에 의한 임신은 경제적, 신체적, 심리적으로 부부 모두에게 힘든 과정이므로, 서로의 고통과 어려움을 이해하고 상호 격려하며 함께 극복해 나가는 태도가 필요하다.

② 저출산

한국의 출산율은 전 세계에서 가장 낮은 수준으로 가임여성 1명당 1명 미만의 아이를 출산하는 것으로 나타났다(통계청, 2019). 이러한 낮은 출산율은 인구절벽의 위기를 초래하는 중요한 사회문제가 되었다. 저출산은 국가 성장을 감소시키고, 이로 인해 고용과 소득 불안은 더욱 고조되어 청년들이 결혼을 회피하거나 미루는 경우가 많아져 악순환이 반복된다. 이에 국가가 여러 정책들을 시행하고 있으나 근본적 원인 해결이 어려워 저출산 현상은 지속되고 있으며 앞으로 더 악화될 전망이다(오영희 외, 2016). 결혼을 했더라도 비싼 교육비와 같은 양육비 부담과 맞벌이 부부인 경우 아이를 돌봐줄 양육 지원자의 부재, 여성의 사회진출 욕구 증가와 경력단절로 인한 재취업의 어려움 등으로 아이를 출산하지 않거나 최소한의 아이를 출산하게 된다. 이렇듯 복합적인 원인에 대한 근본적 해결이 점차적으로 이루어져야 저출산 문제에 대한 해결의 실마리를 찾을 수 있을 것이다.

4) 피임

(1) 피임의 원리

여성들은 한 달을 주기로 호르몬들이 규칙적으로 변화하여 두 개의 난소 중 한쪽에서 난자를 나팔관으로 배출하는 배란이 일어난다. 배란된 난자가 나팔관으로 들어가는데 남성의 음경으로부터 여성의 질과 자궁을 통해 나팔관으로 이동한 정자와 만나게 되면 수정이 된다. 나팔관에서 수정된 수정란이 3~4일 후 자궁내막으로 이동하게 되어 수정 후 5~7일째 착상하게 되면서 임신이 시작된다. 따라서 여성의 배란기는 임신가능성이 가장 높은 기간이 된다. 하지만 배란기에 나온 난자가 정자를 만나지 못할 경우 착상을 대비해 증식되어 있던 자궁내막이 3~5일에 걸쳐 탈락하는데 이것이 월경이다. 월경이 발생하는 주기는 보통 28일이므로 매달 1회씩 하게 된다.

자연주기를 이용한 피임법은 이러한 월경주기에 따라 배란일과 가임기를 추정하여 그 기간 동안 금욕하거나 다른 피임방법을 사용하도록 한다. 호르몬을 사용한 피임법은 성호르몬에 의한 배란과 자궁내막의 변화 등을 방해함으로써 임신이 되지 않게 한다. 따라서 계획된 임신과 피임을 위해서는 배란과 월경주기에 대해 여성과 파트너인 남성 모두 이해하고 있어야 한다.

(2) 피임법의 목적 및 필요성

피임법을 사용하는 목적은 계획하지 않는 임신을 방지하는 것이다. 인간은 피임기술의 발달로 임신의 공포에서 벗어날 수 있게 되었고, 동시에 성행위를 통한 쾌락의 자유를 만끽할 수 있게 되었다. 하지만 쾌락을 성의 목적으로 받아들이는 사람들이 늘어나면서 임신의 가치가 낮아지는 부작용도 생겨났다(양해림 외, 2009). 일부 남성은 피임을 여성이 하는 것으로 인지하는 경우도 있지만, 피임하지 않거나 피임실패가 어떤 결과를 초래하는지를 고려한다면 피임 방법은 여성과 남성 모두가 잘 알고 서로 합의 하에 효과적이고 안전한 방법을 선택하여 사용해야 한다. 성관계 시 피임에 대한 합의는 단순히 행위에 대한 합의가 아니다. 이는 두 사람이 모두 성적자기결정권을 가지고 서로를 존중하며 배려하는 마음을 가지는 것을 보여주는 과정이다. 이러한 합의가 이루어지지 않은 경우 갈등이 발생하거나 스텔싱(stealthing)과 같은 비동의 간음에 해당되는 행위로 인해 원치않는 임신, 결별 등의 결과가 초래될 수 있다.

또한 콘돔과 같은 피임법은 성병을 예방하는 효과도 있다. 성병은 대부분 직접적 성접촉으로 인해 전파되는 경우가 많으므로 콘돔이 이러한 전파를 막을 수 있다. 그러나 이것만 믿고 다른 위험행위를 해도 괜찮다는 의미는 아니다. 따라서 안전한 성생활을 위해서는 먼저 성 파트너와 함께 신체적 건강상태와 성병의 이환 여부를 확인하는 것이 중요하다. 특히 여러 명의 성 파트너가 있는 경우는 성병의 위험이 상당히 증가하므로 이에 대한 주의도 필요하다. 무엇보다 피임기구를 올바른 방법으로 사용하는 것이 중요하다. 사용법을 익히지 못해 제대로 적용하지 않은 경우 임신이나 성병을 예방하기 어렵다.

(3) 피임법의 선택

100% 완벽하게 피임이 되는 방법은 없다. 자신에게 맞는 올바른 피임법을 선택하는 것도 중요하지만 자신이 왜 피임을 하는지 목적에 대해 이해하는 것도 그에 못지않게 중요하다. 각 피임법마다 피임실패율, 안정성, 편리성, 비용 등이 다르므로 피임기간, 건강상태, 성교빈도, 연령 등에 따라 자신에게 맞는 피임법을 선택할 수 있도록 전문가와 상담하도록 한다(표 4-1).

<표 4-1> 각 피임법에 따른 첫 1년간 피임실패율

피임방법	일반실패율(%)
피임안함	85
남성용 콘돔	18
경구피임약	9
피임패치	9
자궁내장치	0.8
질외사정	22
월경주기법	24
정관절제술	0.15
여성불임시술	0.5

출처 : Robert, A. H., Contraceptive technology 20thed, 2011

(4) 피임의 종류

① 콘돔

여성용(페미돔)과 남성용이 있다(그림 4-2, 그림 4-3). 둘 다 피임과 성병예방에 가장 효과적인 방법이다. 원리는 사정된 정자가 질 내로 들어가는 것을 막음으로써 피임이 가능하다. 남성용의 경우 주로 라텍스로 만들어지며 여성용의 경우

폴리우레탄으로 만들어진다. 남성용 콘돔은 착용 시 끝 부분의 공기를 빼고 끝까지 끼워야 성관계 중 빠지지 않으며 제거 시에는 콘돔 속의 정액이 흘러나오지 않도록 질 내로부터 천천히 빼서 벗기는 것이 올바른 사용법이다. 여성용 콘돔은 질 내부를 감싸는 15~16cm정도의 기구로 양쪽에 유연성 있는 고리가 달려 있고, 자궁경부 쪽으로 착용하는 부분은 막혀 있다. 자주 사용하는 사람이 아니라면 착용하기가 쉽지 않고 질 깊숙이까지 넣어야 해서 사용하기 불편하다는 단점이 있다. 콘돔에 의한 피임이 실패하는 경우는 콘돔이 파손되거나 구멍이 있는 불량품인 경우, 올바르지 못한 방법으로 착용하거나 제거하는 경우이다. 이러한 경우를 대비하여 살정제와 함께 사용하는 것이 안전하다.

<그림 4-2> 남성용 콘돔

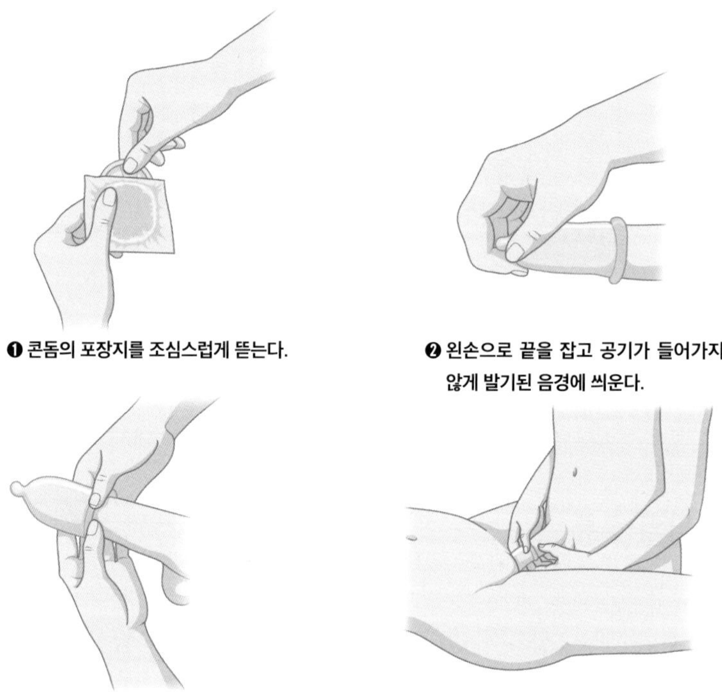

❶ 콘돔의 포장지를 조심스럽게 뜯는다.

❷ 왼손으로 끝을 잡고 공기가 들어가지 않게 발기된 음경에 씌운다.

❸ 두 손으로 말려있는 콘돔을 음경 끝까지 내린다.

❹ 사정 후 음경과 콘돔 끝을 함께 잡고 삽입된 음경을 뺀다

<그림 4-3> 여성용 콘돔

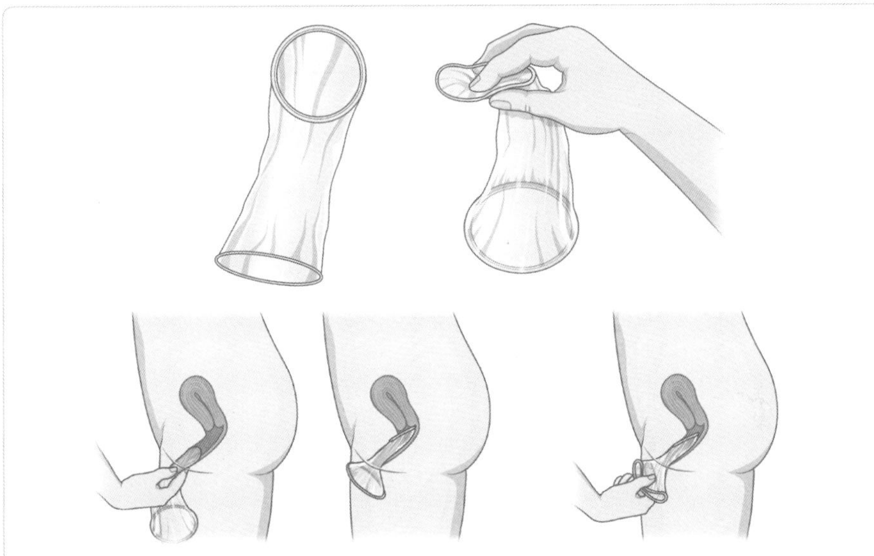

② 경구피임약(사전/사후 피임약)

여성의 몸 안에서 생리 및 임신을 가능하게 하는 두 가지 호르몬인 에스트로겐과 프로게스테론을 함유한 약으로 여성의 배란 및 생리를 조절하여 피임하는 방법이다. 에스트로겐은 뇌하수체로부터 난포자극호르몬과 황체형성호르몬의 정상적인 주기적 방출을 억제하여 배란을 방해하고 프로게스테론은 자궁내막 증식을 억제하여 착상을 어렵게 하며 자궁경부 점액을 끈적끈적하게 만들어 정자의 통과를 방해한다. 경구피임약은 의사의 처방 없이 약국에서 구입할 수 있다. 피임을 시작하려면 이번 달 월경 시작 일부터 5일 이내에 시작하여 21일 동안 매일 한 알씩 일정한 시간에 복용한다. 만약 하루 깜박했다면 12시간 내에 두 알을 복용해야 하며 2일 이상 먹지 않을 경우 피임은 실패할 수 있다.

사후 피임약은 성관계 후 응급으로 복용하여 인위적으로 임신가능성을 낮추는 방법이다. 약물은 배란과 수정란의 착상을 방해하기 위한 고농도의 호르몬제이다. 종류에 따라 72시간 또는 120시간 내에 복용해야 하며 급격한 신체 변화로 인해 메스꺼움, 구토, 두통, 월경 지연 외의 부작용 발생가능성이 높다. 가능한 빨리 투여할수록 피임효과가 높지만 의사의 처방을 받아야 하는 전문의약품이다.

③ 피임패치

아랫배나 팔, 엉덩이 등에 붙이는 호르몬 패치로 1장당 7일 동안 분비될 양의 에스트로겐과 프로게스테론이 포함되어 있어 3주간 붙이고 1주 동안 붙이지 않는다. 의사의 처방이 있어야 약국에서 구입이 가능하다.

④ 살정제

질 내에 사정된 정자를 죽이기 위한 약제로 거품, 크림, 젤리, 정제, 좌약의 형태가 있다. 살정제를 단독으로 쓰는 것보다는 콘돔이나 다이아프램 등 다른 피임기구와 함께 사용하는 경우가 많다. 각 제품마다 사용법이 조금씩 다르지만 최소 성교 10분전에 삽입해야 하며 사용 후 질 세척을 하려면 성교 6시간 후에 하도록 한다. 또한 살정제 삽입 후 1시간 이내 성교를 하지 않았거나 반복할 경우에는 다시 1개를 삽입해야 한다.

⑤ 피임용 격막(다이아프램)

유연한 금속 테를 고무로 두른 둥글하고 얇은 돔 모양의 고무막으로 자궁경부입구를 막아 정자가 자궁으로 들어가는 것을 방해하는 피임기구이다(그림 4-4). 자신에게 적절한 크기의 격막을 의사와 의논하여 정하는 것이 좋다. 질 깊숙이 밀착시켜야 하므로 사용경험이 없는 여성의 경우 올바른 착용이 어려워 피임에 실패할 가능성이 있다. 격막을 사용할 때에는 안쪽과 테두리에 살정제를 발라 사용해야 피임효과가 더 높으며 성교 2시간 전에 삽입하고 성교 후 적어도 6~8시간 동안 격막을 제거하지 않는다.

<그림 4-4> 피임용 격막

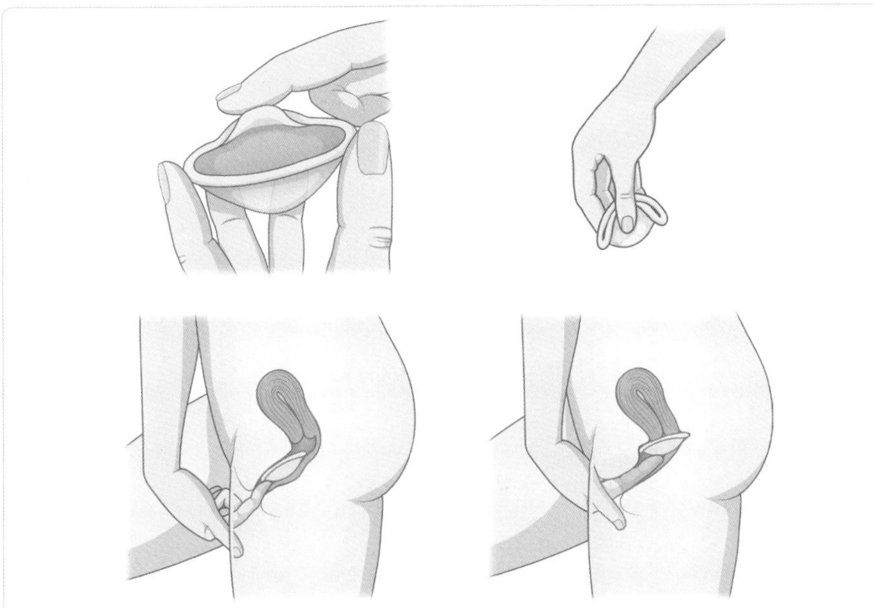

⑥ 주사제

데포 프로베라는 프로게스틴 피임주사제로 3개월마다 주사한다. 배란을 억제하며 자궁경부 점액을 두껍게 형성하고 자궁내막 증식을 억제함으로써 착상을 방해한다. 시작은 경구피임약과 동일하게 생리 시작 5일 이내에 맞으면 된다. 이외 1~2개월마다 맞는 주사제들도 있다. 주사제를 오랫동안 맞은 경우 중단하더라도 다시 임신하기 위해서는 다소 시간이 걸릴 수 있다.

⑦ 피하이식 호르몬 피임제

위 팔 안쪽 피하부분에 국소마취 후 합성 프로게스틴으로 가득 찬 실리콘 막대나 캡슐을 삽입하는 방법이다. 호르몬이 매일 소량씩 분비되면서 피임이 된다. 한번 삽입으로 5년간 피임효과가 지속되며 간단한 외과적 처치로 제거할 수 있다. 사용 중지 후 불규칙한 월경이 다소 오랫동안 지속될 수 있다.

⑧ 자궁내장치(IUD)

자궁 내에 작은 플라스틱 장치를 삽입하여 정자가 나팔관으로 이동하는 것을 막고 착상을 방해하는 피임법이다(그림 4-5). 요즘에는 호르몬 성분이 들어있는 루프가 주로 사용되어 배란을 방해하기도 한다. 병원에서 한 번 삽입하면 3~5년 정도의 장기간 피임이 가능하여 터울조절 시 주로 많이 사용된다. 피임효과는 좋으나 삽입 직후 월경 양상의 변화가 있을 수 있고 골반염이나 자궁외임신을 일으킬 수 있다.

<그림 4-5> 자궁내장치

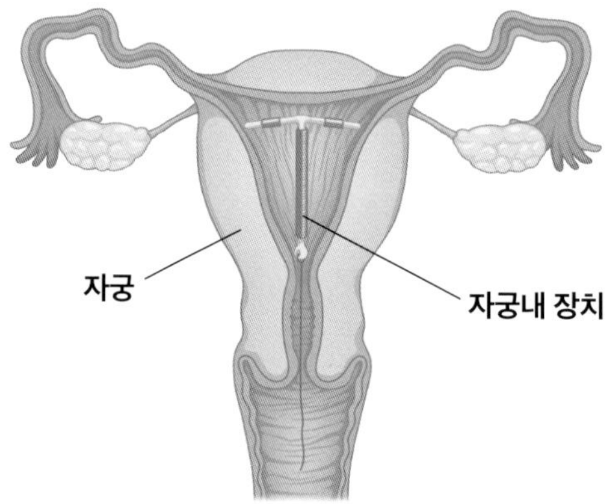

⑨ 질외사정

성관계 시 남성이 조절능력이 있다고 생각하더라도 성기를 빼내기 전에 사정해버리는 경우가 많고 자신도 모르는 사이 쿠퍼액과 함께 정자가 섞여 나올 수 있으므로 효과적 피임을 위한 좋은 방법은 아니다.

⑩ 자연주기를 이용한 피임법

자연주기를 이용한 피임법은 생리가 규칙적인 여성이라 할지라도 피임에 실패하는 경우가 많다는 점을 고려하여 선택해야 한다.

• **월경주기법**

월경주기가 28일로 규칙적인 여성의 경우 배란일을 계산하여 전 5일, 배란일, 후 2일 총 8일간의 임신 가능 위험이 높은 기간을 피하는 방법이다. 하지만 배란이 반드시 다음 월경 전 14일에 된다는 보장이 없어 피임 실패율이 높다. 이 방법을 이용하고 싶다면 기초체온법이나 점액관찰법을 보조적으로 사용하기를 권장한다(그림 4-6).

<그림 4-6> 월경주기 달력

달력에 대한 설명

1일에 생리를 시작한 여성이 28일의 월경주기를 가졌다면 다음 월경 예정일은 29일이 된다. 배란은 다음 월경 예정일 14일 전이므로 14일은 배란 예정일이 된다. 난자는 24시간, 정자는 최대 3일간 자궁 내에서 살아남을 수 있으므로 이를 감안하여 배란 예정일 전 5일과 후 2일이 임신 가능성이 높은 기간이 된다.

1	2	3	4	5	6	7
8	**9**	**10**	**11**	**12**	**13**	**14**
15	**16**	17	18	19	20	21
22	23	24	25	26	27	28
29	30	31	32	33	34	35

• **기초체온법**

여성의 체온은 배란하면 그때까지의 저온기에서 고온기로 이행하고 생리가 시작되면 다시 저온기로 낮아지는 과정을 반복한다. 그런데 저온기에서 고온기로 변하는 경계가 되는 날에 기초체온이 특별히 낮아지는데 이날을 중심으로 전 2일간과 후 3일간을 배란일로 본다. 배란일 전 5일~후 4일까지 10일간 성관계를 피함으로써 피임한다. 기초체온은 매일 아침 일정한 시간에 깨어나서 근육의 움직임 없이 눈만 뜬 상태에서 구강체온을 측정하며 매번 기록해서 변화의 추이를 봐야 한다. 쉬워 보이나 일정한 시간에 체온을 재는 것이 생각보다 번거로울 수 있고 평소 체온변화가 심하거나 신체의 상태 변화에 따른 체온변화가 있을 경우 사용하기 어렵다.

- **점액관찰법**

  여성의 질 분비물도 호르몬 변화에 따라 순환적인 변화를 보인다는 점에 착안하여 질 점액이 맑아지고 투명하며 늘어지기 시작하는 배란 전 2~3일부터 약 4일 후까지 성관계를 피하거나 피임기구를 이용하면 된다. 참고로 질 점액은 월경전후에는 전혀 끈기가 없지만 배란일에는 길게 늘어진다.

⑪ 영구피임법

영구피임법은 더 이상 아이를 낳지 않겠다고 상호간 협의가 이루어진 경우 시행되는 것이며, 여성의 경우 복구가 어렵다는 점을 고려하여 선택해야 한다.

<그림 4-7> 정관절제술

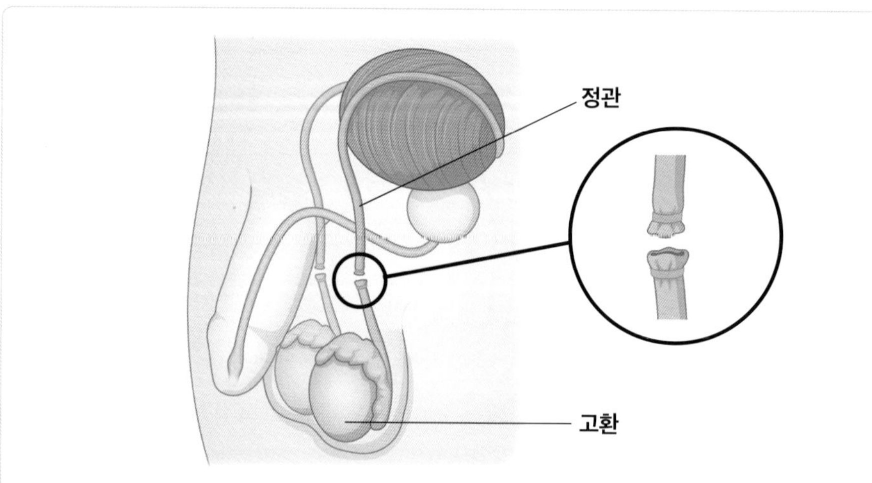

• **정관절제술**

정자의 통로인 정관을 잘라 묶어서 정자가 몸 밖으로 나가지 못하게 하는 방법이다(그림 4-7). 수술이 간단하고 피임효과가 좋으며 성욕이나 성감을 저하시키지 않는 것이 특징이다. 음낭 부위에 1mm이하로 작게 절개하여 시술하므로 수술 후 자국이 거의 남지 않는다. 수술 후 안정할 필요는 없으며 격렬한 운동만 2~3일 정도 피하면 된다. 주의해야 할 점은 수술 전 정관에 있던 정자가 완전히 소실되려면 기간으로는 6주, 횟수로는 20회 이상 사정해야 하므로 그 동안 다른 피임방법을 사용해야 하며 6주 후에 정액검사를 시행하여 정자가 나오지 않음을 반드시 확인해야 한다는 것이다.

• **난관불임술**

두 개의 난관을 중앙에서 절개해서 그 양쪽을 묶어서 난자가 자궁으로 가는 것을 방해하는 피임법이다(그림 4-8). 더 이상 아이를 낳을 계획이 없는 여성이라면 복원이 거의 불가능하므로 이 피임법을 선택하는 것이 적절하다. 난관불임술은 정관절제술에 비해 시술 시 위험도가 높고 비용이 비쌀

<그림 4-8> 난관불임술

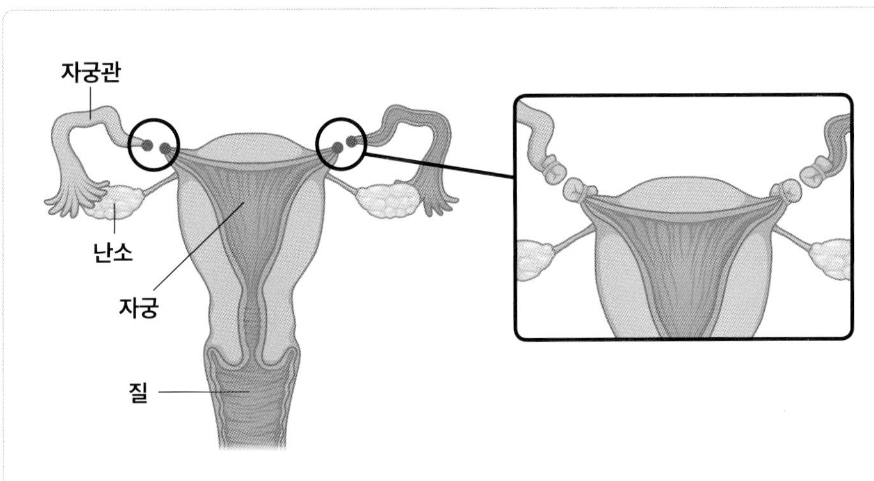

뿐만 아니라 절차도 복잡하므로 영구피임을 원할 경우 남성이 정관절제술을 받는 것이 더 안전하고 비용효과적이다.

3. 건강한 성생활

1) 청년기의 건강한 성생활

(1) 성욕구와 성행위

사회적 통념의 변화와 전 세계적으로 성적 자유에 대한 주장이 보편화되면서 한국에서도 성에 대한 개방적 추세가 급격하게 높아지고 있다. 전국 몇 개 대학의 학생들을 대상으로 성경험에 대해 조사한 결과, 남자는 70% 이상, 여자는 60% 이상이 성경험이 있다고 응답했다(김정애 & 이정열, 2014). 성인 초기인 청년기는 성욕구가 높고 청소년에 비해 자유롭게 성생활을 할 기회가 많아지는 시기이다.

성 학자들은 성욕구와 행위의 발생에 대해 사람의 성감대를 통한 성적 접촉으로 흥분하게 되면 이로 인해 대뇌피질과 변연계(limbic system)가 자극을 받아 시상하부에 위치한 성욕중추가 활성화되면서 성욕이 증가한다고 설명한다. 뇌 활동에서도 도파민, 세로토닌, 엔도르핀과 같은 호르몬이 작용하여 성욕을 유발한다. 성호르몬인 테스토스테론과 에스트로겐은 성욕을 높이는 반면, 프로게스테론과 프로락틴은 성욕을 억제하는 역할을 하며 균형을 유지한다. 이러한 성호르몬들이 활발하게 분비되는 청년기에는 성에 대한 관심이 높고 성욕이 증가하게 된다.

(2) 자위행위

배우자가 없거나 아직 연인이 없다면 자위행위가 성 욕구를 충족시키는 데 도움이 된다. 킨제이 보고서를 통해 성욕이 있어도 이를 표현하지 말아야 한다고 여겨졌던 여성도 남성과 마찬가지로 성욕이 있으며 다만 개인차가 있을 뿐이라는 연구결과가 보고되었다. 남성과 여성 모두 자신의 성욕을 충족시키기 위해 자위행위를 할 수 있다.

전통적으로 자위행위는 비자연적이고 비정상적인 행위로 여겨짐으로써 행위자로 하여금 죄의식과 불안감을 갖게 하였으나 지금은 개방적 성교육이나 다양한 정보의 습득을 통해 이러한 부정적인 시선들이 많이 감소되었다. 자위행위는 성충동이 왕성한 청소년기에 자연스럽게 일어나며, 이는 성적인 긴장감을 해소하고 성적 성숙에도 도움이 된다고 여겨지고 있다(배정원, 2010). 한 때 자위행위를 많이 하면 성장에 좋지 않은 영향을 미친다든지, 공부를 못하게 된다든지 등의 근거 없는 인식들이 있었으나 지금은 너무 과도하지만 않다면 별 문제가 되지 않는 행위로 본다. 다만 직장생활이나 학업에 방해가 될 정도이거나 비위생적이거나 특정한 습관이 건강을 해칠 수 있는 경우 주의하도록 교육한다. 또한 타인에게 불쾌감을 주지 않도록 개인적 공간에서 하는 것이 적절하다.

2) 성병(Sexually transmitted infection)

2017년 질병관리본부의 '2017년 감염병 감시연보'에 따르면 성적 접촉을 통해 감염되는 성병 환자가 5년간 2.5배가 증가한 것으로 나타났으며 구체적으로는 매독, 임질, 클라미디아 감염증, 성기단순포진, 첨규콘딜롬 환자가 모두 증가하였다. 성병예방을 위해서는 건강한 한 명의 파트너와 성관계를 하며 콘돔을 사용함으로써 감염의 위험성을 줄일 수 있다. 성병치료 시 원인균을 정확하게 파악하여 적절한 치료약을 복용해야 하며, 완치될 때까지 약을 임의로 중단해서는 안 된다. 또한 완전히 치료가 종료될 때까지 성 관계를 해서는 안 되며, 무엇보다 파트너와 함께 치료 받는 것이 재감염 예방에 중요하다.

(1) 매독(syphilis)

보통 매독균을 가진 상대와의 성교를 통해 감염된다. 감염은 3주간의 잠복기를 거친 후 통증 없는 궤양이 외부성기에 생겼다가 없어진다. 감염된 지 9주가 지나면 발진, 탈모증, 림프절 부어오르는 등의 증상 보이다가 몇 개월 후 저절로 사라진다. 하지만 자연 치료된 것이 아니라 3~12년 후에 심혈관계, 신경계에 치명적인 손상을 일으키며 정상적 피부, 뼈 등이 파괴된다. 매독은 태반을 통해서도 감염되므로 만약 임신을 했다면 16주 이전에 반드시 치료해야 한다. 페니실린으로 치료하며, 1기와 2기는 1회 접종으로 치료가 가능하나 3기의 경우에는 3주간 매주 1회 투여해야 한다. 신경에 매독균이 침범한 경우에는 좀 더 많은 양의 페니실린 투여가 필요하다.

(2) 임질(gonorrhea)

보통 임균을 가진 상대와 콘돔 없이 성교할 때 감염된다. 감염되면 남성의 경우 소변을 볼 때 화끈거리고 가려움을 느낄 수 있으며 소변에 약간의 누런 점액이 섞여 나올 수 있다. 여성의 경우 질병이 많이 진행된 후 증상이 나타난다. 누런 냉이 나오고 소변을 자주 보면서 종종 타는 듯한 통증이 있고 음부가 부어오르거나 짓무를 수 있다. 감염률이 남성보다 여성에서 현저히 높으므로 콘돔과 같은 예방기구를 반드시 사용하도록 한다. 치료는 항생제 세프트리악손을 1회 근육주사하면 되지만 클라미디아 감염증이 병행되었을 때는 아지트로마이신이나 독시사이클린을 함께 투여해야 한다.

(3) 클라미디아(chlamydia)

클라미디아는 감염 1~2주 후 남성은 배뇨 시 가벼운 불쾌감 정도를 느끼며, 여성은 별 증상이 없다. 하지만 그냥 지나칠 경우 여성은 자궁경관염, 난관염 등의 골반감염증이 발생되어 불임을 초래할 위험이 있다. 남성은 전립선염, 고환염 등이 발생한다. 클라미디아에 감염된 산모에게서 태어난 아기에게서 결막염이 발생한 경우 폐렴에 주의해야 한다. 치료는 독시사이클린을 1일 2회, 1주일 정도 투여한다. 그 외 에리스로마이신이나 오플록사신, 아지트로마이신을 사용하기도 한다.

(4) 성기헤르페스(genitral herpes)

성기단순포진이라고도 하며 헤르페스바이러스가 원인이다. 감염 시 외부성기에 통증을 수반하는 작은 물집들이 나타나며 수일 후 물집이 터지고 궤양이 남는다. 초기에 전신권태나 두통, 발열 등이 나타날 수 있으며 배뇨 중에 통증을 느낄 수 있다. 처음 감염 후 면역저하 시 거의 정기적으로 재발된다. 대부분 발생부위를 위생적으로 관리하면 저절로 치유가 되기도 하나 증상이 지속될 경우에는 항바이러스제인 아실클로버를 투여하여 치료한다. 콘돔을 사용한다 하더라도 이미 감염된 다른 부위와의 접촉이나 분비물에 의해 감염될 수 있어 100% 예방은 어렵다. 손을 잘 씻고 수건이나 칫솔 등을 타인과 분리해서 사용하고 성접촉을 피해야 한다.

(5) 첨규콘딜롬(condyloma accurminata)

성기사마귀라고도 하며 사람유두종바이러스가 원인이다. 성교나 키스 등에 의해 감염되며 무증상 감염일 경우 자신도 모르고 성교하면서 다른 사람을 감염시키는 경우가 많다. 감염 2~3개월 후 성기에 작고 편평하고 꽃양배추모양의 사마귀가 생긴다. 좁쌀만 한 것부터 주먹만 한 것까지 크기가 다양하며 너무 작은 경우 발견하기 어려울 수도 있다. 가려움, 타는 듯한 느낌, 통증을 느낄 수도 있다. 치료는 약을 사용하거나 수술로 제거할 수 있다. 또한 액체질소를 사용하여 병변을 얼려서 제거하거나 전기소작 또는 레이저시술로 없애기도 한다.

(6) 연성하감(chancroid)

헤모필루스 듀크레이간균에 의한 성감염증으로 감염 후 1주일~3개월에 성기에 습진이 생기고 이어서 농포와 궤양이 발생한다. 이 때 궤양은 통증이 있고 농이 생기므로 매독 증상과 구별된다. 여성의 경우 사타구니 림프절이 아프고 붓는 증상이 잘 나타나며 남성은 여성보다 통증이 더 심하다.

(7) 트리코모나스질염(vaginal trichomoniasis)

질 내에 존재하는 트리코모나스원충에 의해 발생되는 질 내부 염증이다. 감염되면 남성에서는 흔히 요도염이 발생하며 여성은 가려움이나 배뇨통이 있기도 하나 아무런 증상이 없어 방치해 두기도 한다. 증상이 진행되면 질이 심하게 가렵고 성교통이 심해지며 때로는 악취가 나고 거품이 있는 황색 또는 회색의 질 분비물이 있다. 치료약으로는 메트로니다졸을 사용한다.

3) 성폭력범죄

(1) 정의

성폭력범죄의 처벌 등에 관한 특례법에 따라 성폭력범죄는 성에 관계되는 범죄로 타인의 자유의사와 관계없이 가해지는 강간, 강간미수, 근친상간, 성희롱, 강제추행, 음란행위, 카메라 등을 이용한 촬영 등이 모두 포함된다.

(2) 종류

① 성추행

성욕을 자극하거나 흥분시킬 목적으로 하는 일체의 행위로 일반인에게 성적 수치와 혐오감을 줄 수 있다. 강제추행은 추행 시 폭행 또는 협박과 같은 강제력이 사용되는 경우를 말한다. 술에 만취하거나 잠을 자고 있는 항거불능의 상태에서 추행하는 것도 성추행에 해당된다.

② 성희롱

성에 관계된 말과 행동으로 상대방에게 불쾌감, 굴욕감을 주거나 고용 상 불이익을 주는 등의 피해를 입히는 행위이다. 신체적인 접촉, 음란한 농담이나 외모에 대한 성적 비유나 평가, 성적 내용을 의도적으로 유포하는 행위, 성관계를 강요하거나 회유하는 행위, 외설적 사진을 게시하거나 보여주는 행위, 성과 관련된 자신의 신체부위를 고의적으로 노출하거나 만지는 행위, 사이버공간에서 이루어지는 성적 수치를 주는 말 등이 성희롱에 포함된다.

③ 성폭행

자발적 동의 없이 성관계를 강요하는 것으로 강간이 이에 해당된다. 강간은 상대방의 동의 없이 억지로 성적 삽입 행위를 하는 것으로 피해자에게 중대한 육체적, 정신적 고통을 주며 오랜 시간이 지나도 심각한 트라우마로 남을 수 있어 성폭력 중 가장 무거운 중죄에 해당한다. 물리적 폭력이나 구속, 협박, 약물이나 알코올로 의식이 명료하지 않는 상대방의 상태를 이용한 성행위, 미성년자를 대상으로 억지로 한 성관계 등은 모두 성폭행에 해당된다. 상대방이 연인이나 배우자라 하더라도 폭행 또는 협박에 의해 동의 없이 억지로 행한 성교도 각각 데이트강간, 부부강간으로 불리며 성폭행에 포함된다.

(3) 성폭력범죄에 대한 처벌

강간에 대한 정의는 문화, 시대, 여성의 지위에 따라 변화되어 왔다. 예전에는 성폭행을 당한 피해자가 섹스에 동의하지 않았음을 입증해야 했으나 요즘은 일관성 있는 진술과 그에 부합되는 증거가 인정될 경우 처벌이 가능하다. 성범죄의 유형이 다양해지고 발생이 증가함에 따라 법적 처벌 수준은 점점 강화되고 있다. 유죄판결이 확정될 경우 징역형 또는 벌금형이 내려지게 되며 벌금형 이상일 경우 보안처분도 함께 내려진다. 성 범죄자에 대한 보안처분은 신상정보등록 및 공개, 성교육 수강, DNA 채취 및 보관, 일부 국가에서의 비자발급 제한, 취업제한, 입사 및 승진에서의 불이익 등이 이에 해당된다. 특정 장소 근처에 있는 성범죄자 정보를 확인하기 원하는 개인은 성범죄자알림(http://www.sexoffender.go.kr)를 이용하여 사진, 성명, 주소, 범죄내용, 받은 처벌 등을 알 수 있다.

(4) 성폭력범죄 예방과 대처

① 성차별문화와 성폭력에 대한 잘못된 믿음의 개선

전 세계적으로 성평등에 대한 여성들의 목소리가 높아지고 있지만 한국을 비롯하여 여전히 후진국 수준에 머물고 있는 나라들이 많다. 이러한 나라일수록 성차별적인 말이나 행동이 무의식적으로 사용되고 사회적으로도 쉽게 용인되는 경향이 있다. 이러한 잘못된 사회적 믿음으로 인해 "남자의 성욕은 참을 수 없는 것 아닙니까?", "여자들이 짧은 옷을 입고 진한 화장을 하고 다니는 것은 유혹해달라는 뜻이 아닐까요?", " 여자들도 즐기고 싶은데 자신의 입으로 그렇게 말하긴 좀 그렇잖아요." 등의 잘못된 사고방식이나 질문이 사라지지 않고 있다. 따라서 성폭력범죄를 줄이기 위해서는 성인지적 관점에서 상대방을 동등하게 보고 존중하며 그들의 성적자기결정권과 인권을 침해하지 않아야 한다는 개인적·사회적 인식이 개선되어야 한다.

② 성폭력범죄 발생 시 대처방법 교육

다양한 직업군과 연령대별로 성인지적 관점에서의 성평등과 성에 대한 교육을 지속적이고 주기적으로 시행해야 하며 이를 의무적으로 받도록 해야 한다. 이러한 교육을 통해 성폭력범죄 발생 시 대처방법에 대해 구체적으로 안내하고 해바라기센터(24시간 상담, 신속한 증거채취 및 응급의료지원, 법률자문)나 여성긴급전화 1336(피해자 긴급 서비스 연계), 전국성폭력상담소와 같은 기관의 도움을 받을 수 있도록 한다.

성희롱에 직면할 경우 다음과 같은 대처방법이 필요하다.

- **상대방과 마주치는 것을 겁내지 말고 거절의 뜻을 확실하게 밝힌다.**
- **가능하면 공개적으로 다른 사람들 앞에서 분명하게 표현한다.**
- **육하원칙에 따라 가능한 자세하게 기록해 둔다.**
- **상황을 처리하기에 혼자 힘으로는 어렵다면 상담센터의 도움을 받는다.**
- **필요하다면 법적인 조치를 강구한다.**
- **피해자인 자신이 죄책감을 느끼지 않도록 한다.**

③ 성폭력범죄 피해자 보호제도의 개선

피해자의 개인정보 보호는 기본적이고 필수적으로 이루어져야 함에도 불구하고 개인정보가 가해자 측에 알려져 피해자가 2차 피해를 당하는 사건들이 종종 발생하고 있다. 따라서 피해자의 개인정보가 누출되지 않도록 철저한 관리가 필요하며 가해자가 피해자를 만나지 않도록 철저한 감시체계가 운영되어야 한다.

성폭력피해자에 대한 지원은 상담, 의료, 법률, 보호, 숙식제공 등의 서비스를 통해 이루어지고 있다. 성폭력범죄의 피해자는 추행이냐 강간이냐에 관계없이 신체적 피해뿐만 아니라 심리적, 정서적으로 우울하고 불안하며 일상생활이 어려울 정도로 정신적 외상까지 입게 된다(김연수 외, 2016). 이러한 증상들을 경감시키고 정신적 외상을 이겨내며 정상적으로 생활로 돌아가기 위해서는 초기부터 다양한 증상에 대한 적절한 평가와 조기 치료가 이루어져야 하며 이 과정에서 가족, 지인, 지역사회의 관심과 지지가 필요하다.

5장 청년기 주요 증상과 질병관리

- 1. 증상별 관리
- 2. 만성질병
- 3. 암

5장 청년기 주요 증상과 질병관리

1. 증상별 관리

1) 통증

통증은 실제 또는 잠재적인 신체손상과 관련된 불쾌한 감각이나 감정적 경험을 의미한다. 통증은 몸의 안전에 이상이 있다는 것을 알리는 신호로서 신체 보호기전 중 하나이다. 통증은 매우 주관적인 개별적인 경험이므로, 타인이 이를 모두 이해하기는 어렵다(생활습관의학연구회, 2012).

말초신경의 통증감각을 감지하는 수용기가 자극되면 프로스타글란딘과 같은 물질이 분비되어 뇌가 통증을 지각하게 된다. 통증이 있는 사람은 표정을 찌푸리고 통증 부위를 잡거나 보호하거나 구부리는 자세를 취한다. 신체가 위기상황이라고 인지함에 따라 교감신경의 활동이 활발해져 그에 따라 근육이 긴장하고 심박동이나 혈당이 높아지며 창백하고 호흡이 빨라지는 등의 반응을 보인다. 이러한 통증은 성별, 연령, 집중, 불안, 우울, 피로, 과거경험, 대처유형, 개인이 가지고 있는 통증에 대한 의미 등에 따라 달라진다. 하지만 운동, 온/냉요법, 마사지 등을 하면 신체에서 엔도르핀을 분비하게 됨으로써 통증을 덜 느끼게 된다.

(1) 두통

① 원인 및 증상

보통은 머리 통증을 의미하며 가끔씩 얼굴 통증도 포함된다. 양상은 아주 약한 두통부터 머리가 욱신거리고 눈을 뜨기 힘들 정도로 강한 통증까지 다양하게 나타난다.

편두통은 뇌혈관 수축과 이완에 영향을 주는 소리, 냄새, 스트레스 등이 원인으로 추정되며 속이 울렁거리고 감각이 이상해지거나 불빛 또는 점들이 보이다가 박동치는 두통이 머리의 옆쪽, 앞쪽, 뒷쪽에서 느껴질 수 있다. 긴장성 두통은 가장 흔하며 스트레스나 피로, 수면부족 등에 의해 두피에 있는 근육이 지속적으로 수축하면서 발생되고 머리를 조이며 짓누르는 느낌이 있다.

② 관리

극심한 두통이 1일 이상 또는 1주일 이상 반복될 경우 병원에 가야 한다. 운동, 마사지, 냉요법, 이완요법, 목욕, 진통제 복용 등으로 통증을 감소시키고 다소 어둡고 조용한 분위기에서 안정하며 두통을 유발할 수 있는 음식은 먹지 않는다. 잦은 두통은 통증의 정도, 양상, 위치, 빈도, 지속시간 등에 대해 구체적으로 기록을 남겨 놓는다.

(2) 귀 통증

① 원인 및 증상

귀 자체의 문제로 통증을 느낄 때도 있지만 거의 반 이상은 다른 부위의 통증이 귀로 가는 신경을 자극하는 연관통인 경우가 많다. 귓바퀴의 염증, 외이도염, 귀 대상포진, 중이염 등이 있을 때 통증이 발생하며 비인두감염, 부비동염이나 식도염 등에서도 귀 통증을 경험할 수 있다.

② 관리

귀 통증을 발생시킨 질환이 있을 경우 그에 적절한 약을 복용하고 원인이 명확하지 않을 경우에는 진통소염제를 복용한 후 2~3주 동안 경과를 관찰하면서 귀에서 발생되는 다른 증상이 있는지 관찰한다. 귀를 건강하게 관리하기 위해 귀지 자주 파지 않기, 면봉 사용 줄이기, 코 힘껏 풀지 않기, 이어폰 사용 최소화, 스트레스 관리 등을 평소에 실천한다.

(3) 배 통증

① 원인 및 증상

소화불량이나 심리적 요인으로 인한 복통이 가장 흔하다. 복부 내 장기의 염증, 천공, 폐쇄, 파열 등으로 복통이 발생하나 급성심근경색이나 식도질환, 신부전 등으로 인해서도 통증이 나타나기도 한다. 심리적 요인으로 인한 복통 시 수면장애, 식욕부진, 두통 등이 함께 발생하는 경우가 많다.

복통의 위치에 따라 어떤 장기에 문제가 발생했는지 예측할 수는 있으나 배 전체가 아픈 경우도 있어 정확하게 알기 위해서는 진료가 필요하다.

② 관리

대부분의 급성 복통은 외과적인 치료가 필요치 않다. 진통제를 자주 사용할 경우 오히려 병의 악화가 은닉될 수 있어 잦은 복통이 있다면 병원에 빨리 가보기를 권한다. 생리통으로 인한 복통 시에는 많이 아프기 전에 진통제를 먹어야 효과가 더 좋다. 위장을 건강하게 관리하기 위해 평소 건강한 식생활을 실천하고 스트레스를 관리하며 규칙적 수면습관을 유지하도록 노력해야 한다.

(4) 기타 부위 통증

① 눈의 통증

주로 눈이 피로하거나 건조할 때, 결막염이나 다래끼가 있을 때 통증을 느끼게 된다. 결막염이 있을 경우 눈이 충혈 되고, 때로는 끈적끈적한 분비물이 나온다. 다래끼는 처음에는 아프지 않지만 점점 붓게 되면서 딱딱해지고 통증이 심해진다.

눈을 많이 사용하는 작업을 할 경우 적어도 50분마다 10분 정도는 쉬고 건조하지 않도록 수분섭취를 충분히 하며 필요 시 인공눈물을 사용한다. 눈 주위는 깨끗하게 유지하며 먼지가 많은 경우 흐르는 물에 씻도록 한다. 눈을 씻지 않은 손으로 만지거나 세게 문지르는 행동은 가능한 삼간다. 결막염은 병원에 방문해서 치료해야 하며 다래끼는 온찜질을 하고 저절로 터질 경우 닦아내면 나아질 때도 있으나 악화되기 전에 병원에 가서 치료하는 것이 더 좋다.

② 입의 통증

입의 통증은 보통 혀와 치아의 물리적 충돌로 점막이 손상되거나 곰팡이, 바이러스 등에 의한 감염 시 발생된다. 구내염으로 인한 궤양이 발생할 경우 통증이 심하다.

건강한 구강을 위해 평소에 비타민과 무기질이 풍부한 음식을 섭취하고 너무 뜨겁거나 자극이 심한 음식은 가능한 먹지 않는다. 스트레스를 관리하고 규칙적인 양치질과 구강청결제 사용으로 구강위생을 유지한다. 점막이 건조해지지 않도록 수분 섭취를 충분하게 한다.

2) 열

(1) 원인 및 증상

열은 정상적인 체온(36.4~37.4℃)보다 높은 상태를 말한다. 열이 발생하는 가장 흔한 원인은 감염이며 종양, 전신염증성 질환, 약물 부작용, 심근경색, 뇌졸중 등도 원인이다. 보통 38℃이상 시 고열로 보며 41℃이상의 고열에서는 뇌 손상이 발생할 수 있다. 열이 나는 생리적 기전은 다음과 같다.

- **불충분한 체열의 발산으로 일시적으로 열이 축적된다.**

- **미생물에서 파생된 독소를 면역세포가 제거하는 과정에서 열이 발생한다.**
- **체온조절중추에 문제가 발생하여 높은 체온을 정상으로 잘못 인식한 경우 발생한다.**

열이 나면 피부를 만졌을 때 따뜻하거나 뜨거워지고 건조해지며 붉은 색을 띤다. 땀은 보통 열이 올랐다가 떨어지는 과정에서 볼 수 있다.

(2) 관리

열은 면역세포가 신체 내에 외부물질이 침입했음을 감지하고 이들과 싸우는 과정에서 발생하는 것으로, 열이 난다는 것은 미생물 성장이 억제되고 면역반응이 활성화되고 있음을 의미한다. 따라서 열이 나는 것에 대해 너무 두려워 할 이유는 없으며 과도하게 해열제를 사용하여 억제할 필요도 없다. 다만 열이 나는 양상을 잘 관찰하면서 근육통, 두통, 오한 등 전반적인 몸의 상태 변화에 따라 해열진통제 사용을 고려하면 된다.

열이 날 경우 환경을 시원하게 하고 가볍고 얇은 옷을 입으며 충분히 수분을 섭취하고 가능한 단백질과 탄수화물이 풍부한 식이를 먹으면서 충분히 휴식한다. 열이 나면 구강이 건조해져 약해지기 쉬우므로 구강위생을 잘 유지한다.

3) 부종

(1) 원인 및 증상

부종은 붓는 증상으로 조직 내에 림프액이나 조직의 삼출물 등 액체가 과잉 존재하는 상태를 말한다. 몸 전체가 붓는 전신부종과 신체의 부분이 붓는 국소부종으로 구분된다. 부종의 원인은 혈액순환의 저하, 과도한 염분섭취, 항이뇨호르몬이나 여성호르몬의 활동, 간 또는 신장의 질환, 알레르기, 염증, 염좌 등으로 이러한 상태는 혈관 내 압력을 높이거나 삼투압을 떨어뜨린다.

오전에 잠시 붓는 정도는 활동을 시작하면 없어지지만 질병으로 인한 부종일 경우 빨리 치료하지 않으면 체중이 증가하고 소변량은 감소하면서 폐나 복부에 물이 차고 뇌부종도 발생할 수 있다. 림프부종으로 인해 팔이나 다리가 많이 부은 경우에는 통증이 느껴지면서 피부를 눌렀을 때 쉽게 제자리로 돌아오지 못한다.

(2) 관리

일반인들은 하지부종이 잘 발생하는데 자세를 자주 바꾸어주고 바른 자세로 생활하며 운동을 꾸준하게 하면 부종은 감소한다. 저염 식이와 저탄수화물 식이를 하며 오후의 반신욕이나 잘 때 하지부분을 심장보다 높이 올려주는 자세는 원활한 혈액순환과 하지 부종 감소에 도움이 된다.

4) 기침

(1) 원인 및 증상

기도에 들어 온 분비물이나 이물을 제거하기 위한 생리적인 기전으로 정상적 반응이다. 재채기는 코의 점막이 자극을 받아서 일어나는 반사적 반응이라는 점에서 기침과 구분된다. 서늘한 곳이나 건조한 공기, 기도점막과 폐 조직이 자극받았을 때, 기도 내 분비물이 축적되었거나 염증이 발생했을 때 기침을 하게 된다. 또한 대부분의 호흡기 질환은 기침을 동반한다.

(2) 관리

비정상적인 기침을 예방하기 위해서는 충분히 수분을 섭취하고 실내 공기의 습도를 적절하게 유지함으로써 기도 점막이 건조해지지 않게 한다. 또한 원인이 되는 질병에 걸리지 않도록 평상 시 손 씻기를 자주 하고 오염된 손으로는 얼굴을 만지지 않으며 감기 유행 시 사람이 많은 곳은 출입을 자제하고 마스크를 올바르게 착용한다. 실내 공기는 자주 환기를 시키거나 공기청정기를 이용하여 쾌적하게 유지한다. 필요 시 폐렴예방접종을 하며 치주질환이 폐렴의 원인으로 알려져 있으므로 구강건강을 잘 관리하도록 한다.

5) 구토, 설사, 변비

(1) 원인 및 증상

주로 소화기관에 문제가 있을 경우 나타나는 증상들이다. 구토는 횡격막이 밑으로 내려가고 복근이 수축하면서 생기는 강한 힘에 의해 위 내용물이 입으로 나오는 현상으로 구역질과는 다르다. 구토는 위 내 압력이 상승하거나 위 근육 또는 괄약근의 운동성에 문제가 생겼을 때 발생한다. 반복적인 구토가 있을 경우 전해질의 균형이 깨지고 올라온 구토물이 역류하여 기도로 들어갈 경우 폐렴이나 무기폐가 초래될 가능성이 있다.

설사는 수분이 많은 죽 또는 물같은 상태의 변을 하루에 3~4회 이상 보는 증상으로 평상시와 대변색깔, 양, 빈도, 묽기에 있어서 변화가 발생한다. 지속적인 설사는 탈수 증상을 초래할 수 있다. 설사는 음식, 장 염증, 의학적 치료 등에 의해 발생할 수 있다. 이에 반하여 변비는 3일 이상 지나도 변이 나오지 않거나 1분 이상 힘을 주어야 변이 나올 정도로 대변이 굳은 증상이다. 식습관을 포함한 생활습관, 운동부족, 질병 등으로 인해 변비가 발행하며 젊은 사람들은 스트레스나 운동부족으로 인한 경련성 변비가 많다. 변비가 심해질 경우 장에 가스가 많이 차서 통증을 느낄 수 있다. 과민성대장증후군에서는 특별한 기질적 원인 없이 설사와 변비가 따로 또는 동시에 나타난다.

(2) 관리

구토가 발생한 경우 이와 관련된 사건이 있는지 생각해보고 식사나 식품에서의 문제가 없었는지 확인한다. 그리고 구토의 횟수와 양을 기록하고 구토물에 혈액이 섞여 있는지, 구토물의 색깔은 어떤지를 살펴본다. 그리고 구토물이 다시 기도로 들어가지 않도록 주의하며 항구토제는 사용 가능하나 근본적인 원인을 해결해주지는 못한다. 설사와 변비 모두 수분을 충분히 섭취해야 한다. 설사의 경우 설탕과 소금 또는 전해질 가루를 타서 마시는 것이 좋고 몸이 체온을 유지하도록 보온한다. 변비의 경우 충분한 수분과 함께 섬유질이 많은 식품을 주로 섭취하고 규칙적인 운동의 실천이 필요하다. 하제 사용은 처방에 따르며 습관적인 사용은 삼간다.

6) 출혈

(1) 원인 및 증상

혈액이 혈관 등으로 유출되는 증상이며 외상, 유전적 질환 등으로 인해 발생한다. 대부분의 작은 상처는 모세혈관이나 정맥이 손상된 것으로 혈관 내 압력이 높지 않고 정맥혈이라서 나오는 양이 그리 많지는 않으나 큰 정맥이 손상된 경우에는 위험하다. 동맥은 크게 다쳤을 때 주로 손상되며 혈관 내 압력이 강하여 박동에 따라 피가 뿜어져 나온다. 동맥 손상 시에는 빠른 시간 내에 많은 혈액이 소실될 수 있어 빠른 치치가 요구된다. 복부장기에서 출혈이 발생했을 때에는 응급처치 후 빨리 119를 통해 병원으로 가야 한다.

(2) 관리

출혈 시 부위를 확인하고 직접 지혈한다. 가능한 편안한 자세로 있으면서 불안해하지 않도록 안정하는 것이 중요하다. 움직이지 않으며 몸을 따뜻하게 유지한다. 큰 출혈 시에는 지혈과 보온이 이루어진 상태에서 의식을 잃지 않도록 하며 구급차를 이용하여 빨리 병원으로 가야 한다. 큰 출혈 시에는 갈증이 나더라도 음식을 먹거나 물을 마시면 안 된다.

7) 피부 가려움증

(1) 원인 및 증상

소양증이라고도 하며 피부를 긁거나 문지르고 싶은 충동을 일으키는 불유쾌한 감각을 말한다. 주요 원인은 외부물질과의 접촉이나 외부 온도의 변화, 긴장 또는 공포와 같은 정신적 상태이다. 가려움증을 초래하는 질병으로는 아토피성 피부염, 접촉성 피부염, 무좀, 옴, 벌레물림, 이, 피부건조증, 만성신부전, 당뇨병 등이 있다. 가려움증은 항원이 침입하여 피부의 가려운 감각을 수용하는 신경을 직접적으로 자극하거나 히스타민 같은 물질을 방출하여 발생된다. 만성적인 가려움증으로 인해 피부가 빨갛게 되거나 상처가 나고 색소침착 등이 남을 수도 있다. 또한 코끼리 피부처럼 두꺼워지기도 하는 태선화 변화가 일어나기도 한다.

(2) 관리

평소 가려움증이 잘 발생하는 사람은 얇고 가벼운 옷을 입고 침구를 사용하며 스트레스를 조절한다. 카페인, 술, 콜라 등은 마시지 않는 편이 좋다. 잦은 샤워나 목욕, 특히 뜨거운 물을 이용한 목욕은 피하고, 샤워 후에는 보습제를 충분히 바른다. 건조한 환경은 가려움증을 더 증가시킬 수 있으므로 실내 온도를 너무 덥지 않게 유지한다. 가려움증이 평소보다 심할 경우 칼라민 로션이나 멘톨 로션을 이용하면 증상이 감소되며, 항히스타민제를 복용하는 것도 도움이 된다. 스테로이드제 연고는 의사와 상담 후 바르는 것이 좋다.

8) 배뇨 시 불편함 및 통증

(1) 원인 및 증상

배뇨 시 불편함과 통증을 느끼게 하는 질병은 다양하게 존재하지만 청년들이 겪을 가능성이 높은 것은 요로감염이다. 요로감염은 신장, 요관, 방광, 요도에 세균감염이 발생한 것으로 주로 장내 세균이나 질에 있는 균이 요도 부위에서 증식하여 이후 방광 또는 신장으로 이동하는 상행성 감염에 의해 발생한다. 원인균의 85%는 대장균이며 어디에 감염이 발생했는가에 따라 방광염, 요도염, 신우신염으로 구분한다. 여성의 경우 항문과 요도가 가깝고 요도 길이가 짧아 감염이 잘 발생하며, 과거의 요로감염 여부, 청결치 못한 성관계, 살정제의 잦은 사용으로 인한 질 내 정상 세균총의 감소, 질 감염, 당뇨병, 배뇨기능 저하 등이 요로감염을 일으킬 수 있는 위험요인이다.

방광염에 걸린 경우 아랫배나 하부골반에서 뻐근한 통증이 느껴지며 소변볼 때 통증이 있다. 소변양상이 변하며 때로는 악취가 심한 소변이 나오기도 한다. 신우신염은 방광염과 같이 소변 양상이 변하며 40도에 가까운 고열과 오한, 옆구리 부위 통증, 설사 등의 증상이 나타난다.

(2) 관리

배뇨 시 불편감이나 통증이 있다면 병원에 가서 진료를 받고 적절한 약을 복용해야 빨리 호전된다. 하지만 요로감염은 재발이 많으므로 평소 바람직하지 못한 생활습관은 교정할 필요가 있다. 생식기부위의 위생관리를 잘 하며 의복은 조금 넉넉하게 입고 면으로 된 속옷을 착용한다. 수분을 충분히 섭취하고 소변은 참지 않는다. 욕조에서 목욕하지 않으며 성관계 후에는 배뇨하도록 권장한다. 크렌베리와 같은 질 내의 산도를 높이기 위한 식품의 복용에 대한 정보들이 많으나 효과는 아직 확실하게 입증되지 않았다.

2. 만성질병

1) 정의

만성질병은 3개월 이상 같은 증상이 지속되는 경우로 정의되며 대부분 잘못된 생활습관에서 비롯되는 것으로 알려져 있다. 고혈압, 당뇨병, 비만, 고지혈증, 동맥경화증, 심근경색증, 뇌졸중, 알코올성 간질환, 천식, 만성폐쇄성폐질환, 퇴행성관절염, 악성종양 등은 만성질병에 포함되지만 불균형한 식생활, 운동부족, 흡연, 음주 등 바람직하지 못한 생활습관과 관련성이 높으므로 생활습관에 의해 발생한 질병이라 말하기도 한다(생활습관의학연구회, 2012). 이러한 질병들은 소리 없이 다가와 신체를 망가뜨리고 결국 치명적인 결과까지 초래할 수 있으므로 미리 위험요인들을 줄이거나 위험요인에 노출되는 것을 감소시키는 것이 가장 좋은 예방법이다.

2) 한국의 만성질병 관리실태

질병관리본부의 '2018년 만성질환 현황과 이슈'에서 2016년 한국은 만성질환으로 인한 사망과 질병부담이 높은 상황으로 전체 사망의 80.8%가 만성질병으로 사망하며 특히 심뇌혈관질환, 당뇨병, 만성호흡기질환, 암이 사망의 주요 원인이라 밝혔다.

이러한 현상은 2019년에도 지속되어 암, 심장질환, 뇌혈관 질환이 3대 사망원인으로 전체 사망의 절반 정도를 차지하고 있었고 암으로 인한 사망자는 증가하는 양상으로 나타났다. 2018년 국민건강통계에 따르면 2007년 이후 30세 이상 성인들의 당뇨병, 고혈압, 고콜레스테롤혈증의 치료율과 인지율이 상승하는 양상이며 여전히 치료율이 인지율보다 낮아 질병을 인지했더라도 치료하지 않는 사람들이 줄어들지 않고 있음을 알 수 있다. 당뇨병 환자의 경우 치료받는 사람들의 조절율이 치료율에 비해 매우 낮아 건강관리를 잘 하지 못하는 것으로 나타났다. 특히 만성폐쇄성폐질환을 가진 사람의 97%정도는 자신의 상태를 인지조차 하지 못하고 있었으며(질병관리본부, 2017) 이러한 낮은 인지률로 인해 질병의 악화감소를 위한 치료나 바람직하지 못한 생활습관개선의 기회도 갖지 못하는 것으로 밝혀졌다. 더욱이 이러한 주요 만성질병의 원인이 되는 흡연, 음주, 신체활동, 식습관 등의 일상생활습관은 갈수록 나빠지고 있어 이런 질병들은 앞으로 더 많이 발생될 것으로 예상된다.

3) 만성질병의 증상, 진단 및 관리

(1) 대사증후군

① 정의

만성적인 대사 장애로 인해 내당능 장애, 고혈압, 고지혈증, 비만, 죽상동맥경화증 등 여러 가지 질환이 한 개인에서 한꺼번에 나타나는 것이다. 대사증후군이 있는 사람은 심혈관질환에 걸릴 위험이 2배 이상이고 당뇨병이 발병할 위험은 10배 이상인 것으로 알려져 있다.

② 원인

비만과 관련된 인슐린 저항성이 가장 중요한 인자로 추측된다. 인슐린 저항성은 세포의 인슐린 수용체의 기능 저하로 혈중 인슐린에 대한 표적 장기의 반응이 정상보다 감소되어 있는 상태로서 혈당을 증가시키고 신체 내 에너지 소비는 감소시키며 신체 내 지방축적을 증가시킨다(그림 5-1).

인슐린 저항성에 영향을 미치는 요인으로는 유전, 비만, 신체활동 감소, 교감신경 활성화 증가, 스트레스, 미토콘드리아의 기능 이상 등이 있다.

<그림 5-1> 인슐린 저항성과 대사증후군

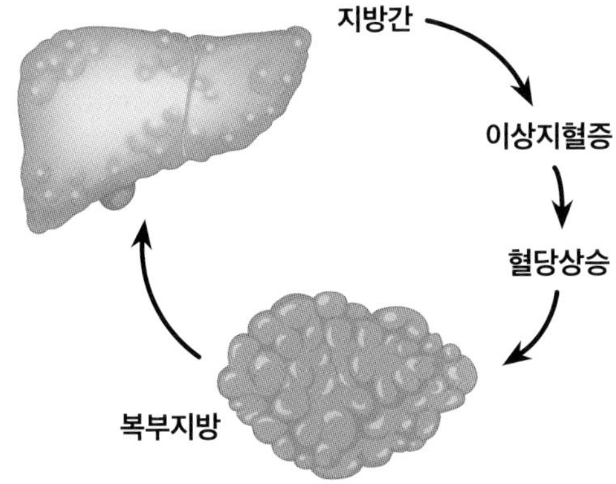

③ 증상 및 진단

합병증으로 인한 증상이 나타나기 전에는 별다른 증상이 없다. 그러므로 조기 징후를 발견할 수 있도록 위험요인에 대한 진단이 중요하다. 아래의 기준 중 세 가지 이상 해당되면 대사증후군으로 진단하게 된다.

- **중심비만(central obesity)** : 허리둘레 남자 90cm, 여자 85cm 이상
- **고중성지방 혈증(hypertriglyceridemia)** : 중성지방 150mg/dl 이상
- **낮은 고밀도지단백 콜레스테롤혈증** : 남자 40mg/dl 미만, 여자 50mg/dl 미만
- **공복혈당** : 100mg/dl 이상 또는 당뇨병 과거력, 또는 약물복용
- **고혈압** : 수축기 혈압이 130mmHg 또는 이완기 혈압이 85mmHg 이상

④ 치료 및 관리

- **각 진단에 따른 개별적 치료를 시행한다.**

  고혈압인 경우 혈압을 낮추고 이상지질혈증이 있을 때에는 음주를 멈추고 저지방 저탄수화물 식이와 함께 운동을 함으로서 중성지방과 콜레스테롤을 낮춘다. 혈당이 상승되어 있을 경우 철저하게 당을 관리하고 필요 시 약물을 사용한다.

- **적정체중을 유지한다.**

  식이요법, 운동요법, 인지행동요법을 포함한 생활습관 개선을 통해 체중을 감량하고 감소된 체중을 유지한다. 반드시 금연과 절주를 실천하도록 한다.

- **질병의 경과를 잘 파악하며 합병증의 발생을 가능한 빨리 발견하도록 한다.**
- **건강한 생활습관의 유지가 매우 중요하다.**

(2) 이상지질혈증

① 정의

지방대사 조절이상으로 혈중에 총콜레스테롤, 저밀도 지단백 콜레스테롤, 중성지방이 증가하거나 고밀도 지단백 콜레스테롤이 감소된 상태이다. 혈중에 콜레스테롤과 중성지방이 증가된 상태인 고지혈증은 이상지질혈증에 포함된다.

② 원인

이상지질혈증의 원인은 유전, 성별과 연령, 고지방 식이, 과도한 음주, 비만, 운동부족, 당뇨병과 같은 대사질환, 임신, 약물복용 등이다. 연령이 증가할수록 폐경 후 에스트로겐의 감소로 인해 콜레스테롤 수치가 상승하는 경향이 있다.

③ 증상 및 진단

별다른 증상이 없고 합병증이 진행된 후에 나타나므로 그전에 콜레스테롤과 중성지방 검사를 통해 조기발견을 위한 노력이 필요하다. 검사 시 적어도 2회 이상 측정에서 아래의 기준(표 5-1) 중 한 개라도 이상치로 발견될 경우 이상지질혈증으로 진단한다.

<표 5-1> 콜레스테롤, 중성지방의 정상범위 및 이상 수치

구분	총콜레스테롤	LDL 콜레스테롤	중성지방	HDL 콜레스테롤
낮음				≤ 40
적정		< 100		
정상	**< 200**	**100-129**	**< 150**	
경계치	≥ 200-239	130-159	150-199	
높음	≥ 240	≥ 160	≥ 200	≥ 60

출처 : 한국지질·동맥경화학회, http://lipid.or.kr

④ 치료 및 관리

- **위험인자의 개수에 따른 목표를 수립하고 식이요법, 운동요법, 생활습관 교정을 함께 시행한다.**

  식사요법은 목표한 체중감량과 유지를 위해 열량을 조절하는 식단을 구성하며 신체활동을 증가시키고 바람직하지 못한 식습관은 교정하도록 한다. 특히 스트레스를 해결하기 위한 방법으로 폭식하는 습관은 없애야 한다.

- **비약물요법이 효과가 없을 때는 약물요법을 시행한다.**

  의사의 처방 하에 약물을 복용하게 되며 이러한 약들은 콜레스테롤 합성을 억제하거나 저밀도지단백 콜레스테롤의 분해를 증가시키는 등의 원리로 혈중 지질수치를 낮춘다. 약 복용 기간 동안 절주가 필요하다.

- **예방을 위해 바람직한 생활습관의 개선 및 유지가 필요하며 검사를 주기적으로 시행하도록 한다.**

  대한가정의학회에서는 20세 이상의 모든 성인들에게 공복 후 혈청지질검사를 적어도 5년에 1회 이상 측정하기를 권장한다. 하지만 이상지질혈증 검사는 일정연령(남성 만 24세 이상, 여성 만 40세 이상)이 되어야 국가건강검진 항목에 포함되므로 그 전에는 자비로 검사하도록 한다.

(3) 당뇨병

① 정의

신체 내에서 혈당조절에 필요한 인슐린의 분비나 기능장애로 인해 발생된 고혈당을 특징으로 하는 대사성 질환이다. 만성적인 고혈당은 각 기관의 손상과 기능부전을 초래하여 많은 합병증을 발생시킨다.

② 원인

2형 당뇨병의 원인은 인슐린 저항성을 키우는 생활습관, 질병, 임신 등이다.

③ 증상 및 진단

혈당이 높아지면 보통 소변을 많이 보고 갈증을 심하게 느끼며 많이 먹음에도 불구하고 피로한 증상이 나타난다. 하지만 이러한 증상 없이 발생되는 경우도 많아 국가건강검진이나 일반적인 진료 시 자신의 혈당치를 항상 확인하는 것이 바람직하다. 당뇨병은 아래의 기준에 해당되거나 고혈당의 전형적인 증상이 나타나고 무작위 당 검사에서 200mg/dL 이상인 경우 진단된다(표 5-2).

<표 5-2> 이상혈당의 기준

구분	정상	당뇨병 전단계	당뇨병
공복혈당	99mg/dL 이하	공복혈당장애 100~125mg/dL 110~125mg/dL(WHO 기준)	126mg/dL 이상
식후 2시간 혈당	139mg/dL 이하	내당능 장애 140~199mg/dL	200mg/dL 이상
당화혈색소(HbA1c)	5.6% 이하	5.7~6.4%	6.5% 이상

출처 : 보건복지부·대한의학회, 질병관리본부 국가건강정보포털, http://health.cdc.go.kr

④ 치료 및 관리

- **이상지질혈증과 동일하게 식사요법, 운동요법, 인지행동요법을 병행한다.**

- **약물요법은 경구혈당강하제를 사용하거나 인슐린을 사용한다.**

  당뇨병 환자에게는 고혈압과 고지혈증이 함께 있는 경우가 많으므로 이에 대한 치료도 병행한다.

- **저혈당을 주의한다.**
- **당뇨병 환자는 운동을 과하게 하거나 식사를 제 때 하지 못 할 때, 인슐린 투여를 올바르게 하지 못한 경우 등 저혈당으로 빠질 수 있는 사건에 대비하여 사탕이나 주스를 항상 준비한다.**
- **합병증을 예방한다.**

  당뇨병은 원활한 혈액순환을 방해함으로써 망막이나 발가락, 신장, 감각신경계의 합병증을 초래할 수 있다. 평소에 혈당관리를 철저하게 해야 하며 눈 검사를 주기적으로 한다. 항상 발 위생을 위해 매일 씻고 잘 건조시키며 보습제를 바르고, 발톱을 깎을 때 손상을 입지 않도록 주의하며 신발은 조금 넉넉한 것으로 신는다. 양말은 통기성이 좋은 면양말을 착용하고 발을 따뜻하게 유지한다.

(4) 고혈압

① 정의

성인에서 수축기 혈압이 140mmHg이상이거나 이완기 혈압이 90mmHg이상인 심혈관계 질병이다. 만 30세부터 유병률이 급증하기 시작하며 심뇌혈관의 주요 위험요인이다.

② 원인

2차성 고혈압은 질병이나 약물이 원인이며 연령, 가족력, 비만, 신체활동 감소, 흡연, 염분섭취, 스트레스, 수면무호흡증이 위험요인이다.

③ 증상 및 진단

어느 정도 진행되기 전까지 별 증상이 없다. 진단은 두 번 이상 병원에 방문하여 병원에서 두 번 이상 측정한 혈압의 평균으로 판단한다(표 5-3). 혈압계마다 정확도가 다르므로 가정용과 병원에서 사용하는 혈압계의 결과 차이에 대해 알아두면 혈압의 변화를 확인하기에 용이하다.

<표 5-3> 혈압의 분류

혈압분류		수축기혈압(mmHg)		확장기혈압(mmHg)
정상혈압		< 120	그리고	< 80
주의혈압	1기	120~129	또는	< 80
고혈압전단계	2기	130~139		80~89
고혈압	1기	140~159	또는	90~99
	2기	≥ 160		≥ 100
수축기단독고혈압		≥ 140	그리고	< 90

출처 : 대한고혈압학회, 2018년 고혈압 진료지침, http://www.koreanhypertension.org

④ 치료 및 관리

- **고혈압 수치와 위험인자의 개수에 따라 치료방법을 정한다.**

  2기 고혈압 전단계의 경우 생활습관 개선을 시행하며 1기 고혈압부터는 생활습관 개선과 함께 약물치료를 한다. 단, 2기 고혈압 전단계라도 다른 질병이 있다면 약물치료가 함께 시행된다. 생활습관 개선은 3개월까지 지속적으로 시행한다.

- **합병증을 예방한다.**

  고혈압은 혈관의 탄력성을 저하시킴으로써 혈압의 변화에 민감하게 반응하지 못하게 하고, 혈관 내벽에 콜레스테롤과 같은 물질이 잘 쌓이게 하며, 약한 혈관 부분에서는 파열 등을 발생시킬 수 있으므로 적극적으로 합병증 예방을 위해 생활습관을 개선하고 유지해야 한다.

(5) 협심증과 심근경색증

① 정의

심장근육에 영양과 산소를 전달하는 관상동맥의 좁아짐이나 폐쇄로 인해 심장근육에 충분한 혈액공급이 이루어지지 않아 발생되는 흉부의 통증이다(그림 5-2). 동맥경화증의 진행으로 말미암아 협심증은 관상동맥이 많이 좁아진 상태로, 심근경색은 관상동맥의 완전폐쇄로 인해 심근에 괴사가 진행되는 상태이다.

② 원인

관상동맥에서 발생되는 동맥경화증의 위험요인은 나이, 성별, 인종, 가족력, 흡연, 고지혈증, 고혈압, 당뇨병, 비만, 운동부족, 통풍, 경구피임제, 음주 스트레스 등이 위험요인이며 이 외 다른 요인들도 복합적으로 발병에 관여하는 것으로 추정된다.

<그림 5-2> 동맥경화증 진행 단계

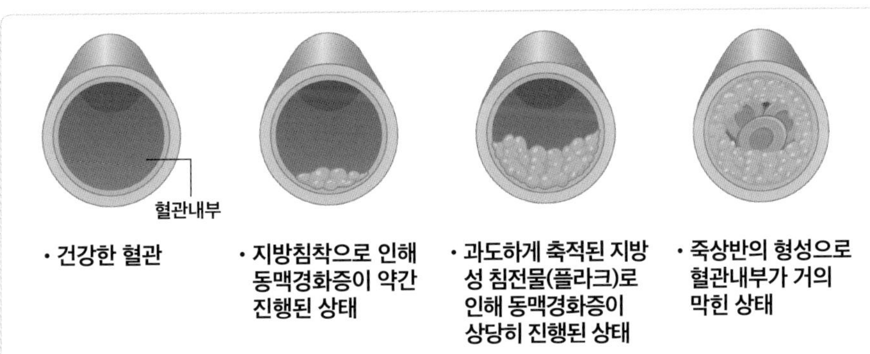

③ 증상 및 진단

협심증과 심근경색증의 증상은 거의 유사하나 심근경색증의 경우 통증의 정도가 더 심하고 지속 시간 또한 길다. 주로 명치나 가슴 중앙에서 발생한 통증은 종종 턱이나 팔로 방사되기도 한다. 협심증의 경우 안정하면 통증이 사라질 수 있으나 심근경색증일 때는 사라지지 않은 채 30분 이상 지속될 수 있다. 환자의 20~30%에서는 통증 없이 심장발작이 일어나기도 한다.

심장초음파와 운동부하검사를 시행하여 기본적인 심장기능을 확인하고 협심증이나 심근경색증이 의심될 경우에는 심혈관조영술을 시행한다.

④ 치료 및 관리

- **진단을 받은 후에는 생활습관을 개선하고 약물을 사용하거나 수술을 통해 치료한다.**

  심장근육의 부담을 덜어주고 이상지질혈증의 악화를 방지하기 위하여 약물을 사용하며 혈전의 형성 방지를 위해 아스피린을 사용한다. 니트로글리세린은 응급 시 사용하는 혈관확장을 위한 약으로 혀 밑에 넣으면 서서히 녹아 흡수된다.
- **대사증후군을 예방하기 위해 생활습관을 개선함으로써 협심증 및 심근경색증의 발생 위험을 낮춘다.**
- **평소 환자표식증과 응급약을 갖고 다닌다.**
- **심장발작 2시간 이내(골든타임)에 병원에 가서 치료받아야 한다.**

(6) 뇌졸중

① 정의

뇌기능의 부분적 또는 전체적으로 급속히 발생한 장애가 지속되는 것으로 뇌경색과 뇌출혈이 있다. 뇌경색은 혈전이 뇌혈관을 막아서 발생하며 뇌출혈은 뇌혈관이 부분적으로 파열되면서 발생한다(그림 5-3).

② 원인

뇌경색의 흔한 원인은 심장질병이나 혈관질병이고, 뇌출혈의 경우는 고혈압이나 혈관벽의 약화가 원인이다.

<그림 5-3> 뇌졸중의 원인에 따른 종류

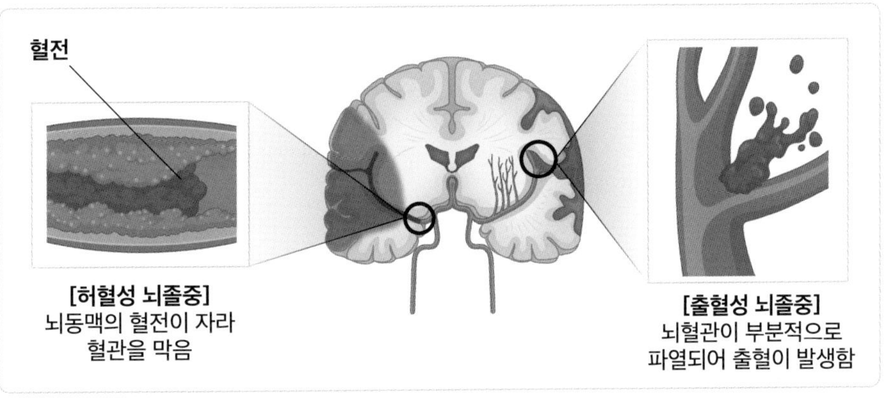

③ 증상 및 진단

뇌졸중의 흔한 초기증상은 편측마비, 언어장애나 의식장애, 시각장애, 어지럼, 심한 두통이 나타난다. 때로는 연하곤란, 치매증상이 나타나기도 한다.

뇌졸중이 의심되면 뇌 CT나 뇌 MRI를 시행하여 출혈성과 허혈성을 감별하고 확진한다.

④ 치료 및 관리

- **혈관재개통 및 내과적 치료**

  혈관이 막힌 경우에는 혈관을 재개통하기 위해 혈전용해제를 사용하거나 시술을 실시한다. 동맥류는 발견 시 다른 문제가 없다면 외과적 수술로 제거할 수 있다. 만약 치료 후에 합병증으로 마비와 같은 장애가 발생했다면 재활치료를 받아야 한다. 퇴원 후에도 항응고제를 복용하게 되므로 일상생활에서 다치지 않도록 조심한다.

- **생활습관의 개선**

  고칼로리, 고지방식이를 피하고 신선한 채소를 많이 섭취하는 것이 중요하며 적절한 운동이 함께 이루어져야 한다.

3. 암

1) 정의 및 분류

암은 조직 내에서 질서를 무시하고 무제한으로 증식하는 미분화세포로 구성된 종양 질환이다. 사람들이 흔히 말하는 암은 악성종양인 반면 양성종양은 지방이나 신경세포의 과도한 증식으로 덩어리가 형성된 것이다. 악성종양은 자라는 속도도 빠르고 주위 조직으로 퍼지면서 성장하며 종양을 감싸는 피막이 없어 다른 부위로 전이가 잘 된다. 수술 후에 재발도 잘 되고 예후도 나빠 발생 시 장기적인 치료를 받게 되는 경우가 많다. 그 외 장기에 따라 위암, 대장암, 식도암 등으로 나누며, 발생된 조직에 따라 암종, 육종, 림프종, 백혈병 등으로 구분하기도 한다.

2) 원인 및 발생현황

암을 발생시키는 원인으로 흡연, 만성감염, 음식, 직업, 유전, 생식요인 및 호르몬, 음주, 환경오염, 방사선 등이 밝혀졌다. 신체적 요인들도 있지만 대부분 생활습관과 관련된 요인들이다. 암은 유전자 변질로 인해 단백질이 달라지면서 발생한다. 암세포 발생 시 일차적으로 림프구가 처리하지만 림프구만으로 해결이 되지 않을 경우 지연살상세포가 처리하게 된다. 만약 인체내부 환경의 변화로 자연살상세포의 수가 감소하거나 활성도가 낮아진다면 암세포 제거에 실패하게 되면서 암 덩어리로 발달하게 된다.

이제는 자기 주위에서 암환자를 보는 것이 어렵지 않을 정도로 암은 흔한 질병이 되었다. 하지만 암은 치료가 쉽지 않아 여전히 무서운 질병으로 인식되고 있다. 국민건강보험공단의 조사에 따르면 2018년 신규 암환자로 등록한 사람은 약 31만 명으로 2009년에 비해 13만 명이 늘어나 꾸준히 증가 추세를 보인다(그림 5-4). 암에 대한 연구를 통해 위험요인이나 치료방법에 대해 많은 발전이 있었지만 정상세포의 변이로 발생하는 암의 발생기전과 이에 영향을 미치는 수많은 생활습관들을 다 통제하기 어렵다는 점에서 암을 예방하는 것은 쉽지 않다. 암은 발생하면 주로 장기간의 치료가 필요하고 치료 후에도 재발이 많고 건강보험의 중증환자 산정특례 대상자에 해당되지 않을 경우 경제적으로 상당히 부담이 되는 질병이므로 각 암에 따른 위험요인을 알고 이러한 요인들을 줄일 수 있는 생활습관의 실천과 정기검진이 예방을 위한 최선의 건강행동이다.

<그림 5-4> 신규 암환자 발생률

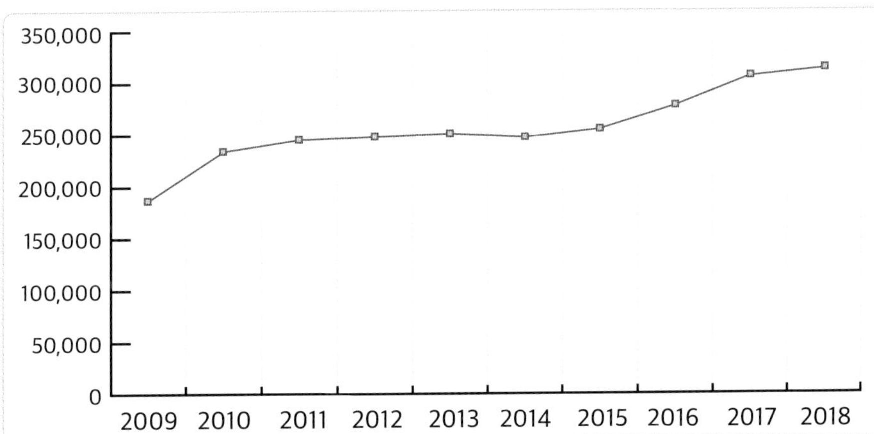

출처 : 국민건강보험공단, 2019 건강보험통계, http://kosis.kr

국가암정보센터에서 2017년 연령대별로 호발하는 암을 조사한 결과(국가암정보센터, 2018)에 따르면 20대에서는 갑상선암의 발생이 가장 많고 그 다음 유방암, 백혈병, 대장암 순서로 발생률이 높다. 35세 이상에서는 갑상선암과 유방암의 발생빈도가 높으며 이때부터 위암과 폐암의 발생이 증가하기 시작한다. 65세 이상에서는 폐암, 위암, 대장암과 함께 전립선암 및 간암의 발생이 많다. 이러한 국내에서 호발되는 암의 위험요인을 살펴보면 <표 5-4> 와 같다.

<표 5-4> 국내 주요 호발암의 종류에 따른 위험요인

암 종류	위험요인
위암	식생활(염장식품, 탄 음식, 질산염 등), 헬리코박터 파일로리균
폐암	흡연, 직업력(비소, 석면 등), 대기오염
간암	간염바이러스(B형, C형), 간경변증, 아플라톡신
대장암	유전적 요인, 고지방식이, 저식이섬유
유방암	유전적 요인, 고지방식이, 여성호르몬, 비만
자궁경부암	사람유두종바이러스, 성관계
갑상선암	방사선 노출, 유전적 요인, 이전의 갑상선종

출처 : 국가암정보센터, 통계로 보는 암, https://www.cancer.go.kr

3) 증상

암은 상당히 진행되기 전에는 무증상인 경우가 많아 조기발견이 매우 중요하다. 암이 발생하면 일반적으로 작은 상처나 덩어리가 존재한다. 체중감소는 초기에 잘 나타나지 않으나 말기에는 극심한 허약감과 쇠약감으로 체중이 10% 이상 감소할 수 있으며, 영양섭취가 부족할 경우 급격히 여위게 된다. 통증은 종양이 커짐에 따라 신경을 압박하고 침윤되면서 발생하므로 모든 암에서 통증이 심한 것은 아니다. 출혈은 위암, 폐암, 직장암 등에서 나타날 수 있다. 그 외 조직에 따라 개별적인 증상이 나타나지만 특이적 증상이 아닌 경우가 많다.

- **위암 :** 속 쓰림, 메스꺼움, 삼킴곤란, 체중감소, 피로, 흑색 변 등
- **폐암 :** 일반감기와 비슷하게 기침이나 객담 나타나며 이후에 객혈, 호흡곤란, 흉부 통증, 쉰 목소리, 두통, 오심, 구토 등
- **간암 :** 상복부의 통증, 만져지는 덩어리, 복부 팽만감, 체중감소, 심한 피로감, 소화불량 등

- **대장결장암** : 배변습관의 변화, 설사, 변비, 배변 후 후중기, 혈변 또는 끈적끈적한 점액변, 복통, 복부 팽만, 피로감, 식욕부진, 소화불량 등
- **유방암** : 유방의 멍울, 유두의 피가 섞인 분비물, 피부의 변화 등
- **자궁경부암** : 질 출혈, 질 분비물 증가, 골반통, 체중감소 등
- **갑상선암** : 목에 만져지는 덩어리, 목소리의 변화, 종양이 커짐에 따라 삼키는 것이 어렵거나 숨쉬기 힘듦 등
- **난소암** : 골반통이나 복통, 먹기 곤란하고 포만감을 쉽게 느낌, 절박뇨 및 빈뇨 등의 배뇨양상, 복부팽만감, 비정상적 질출혈, 대하증, 피로, 소화불량 등
- **전립선암** : 소변이 잘 나오지 않고 줄기가 가늘어지며 소변을 다 보고나서도 뭔가 남아 있는 듯한 느낌, 소변을 자주 보며 참기 어려움, 소변이 전혀 나오지 않음, 요관 폐쇄된 경우 신장이 부음, 암이 전이된 뼈의 통증 등

4) 진단

(1) 영상의학적 검사

X선 검사, CT(컴퓨터 단층촬영), 초음파 촬영, MRI(자기공명영상), PET-CT(양전자단층촬영), MDCT(다중채널 CT), MRA(혈관 MRI) 등이 암이 발생한 조직의 위치, 촬영목적, 개인의 상황에 따라 선택적으로 사용된다. 대부분의 검사에서 조영제가 사용되므로 이에 대한 알러지 반응 유무를 사전에 반드시 알아야 한다.

(2) 내시경 검사

장기 안을 직접 보거나 병변 부위의 세포를 일부 채취하여 검사할 수 있어 확실한 진단을 내릴 때 유용하다.

(3) 직장수지검사

대장결장암이나 전립선암의 경우 항문을 통해 손가락을 넣어 직접 검사하는 방법이다.

(4) 종양표지자 검사

종양에 대한 인체의 반응으로 생성된 물질을 혈액검사를 통해 확인하는 것이다. 이는 선별검사, 진단, 예후 판정, 치료효과 판정에 유용하게 사용될 수 있다. 대표적인 암표지자로 AFP(α-Fetoprotein), CA 19-9, PSA(Prostate Specific Antigen) 등이 있다. AFP는 주로 간암의 진단에 사용하고 CA 19-9는 췌장암 및 담도암과 관련이 있으며 PSA는 전립선암이 있을 때 증가한다. 하지만 이 수치가 높다고 해서 암을 진단할 수는 없으며 다른 검사결과와 함께 종합적으로 판단하여 진단하게 된다.

5) 치료 및 관리

암을 조기에 발견한 경우 내시경절제술이나 조직을 절개하여 암이 있는 조직을 다 절제할 수 있다. 수술을 할 수 없는 경우에는 항암화학요법, 방사선요법, 면역요법 등이 적용된다. 간암의 경우에는 고주파 열치료, 에탄올 주입술, 경동맥 화학색전술 등 다양한 방법이 적용되고 있다. 이러한 방법을 선택할 때에는 암의 특성, 암이 자라는 조직의 특성과 위치, 암의 병기, 연령, 건강상태, 다른 기저질환 등을 고려한다.

치료받는 동안 영양섭취나 활동이 어려울 수는 있으나 특별한 제한이 없는 한 영양분을 충분히 섭취하고, 자신의 신체적 능력에 맞는 신체활동을 서서히 증가시킨다. 면역력이 약해져 있을 경우 외부환경으로부터의 감염에 주의하고 치료로 인한 부작용이나 통증에 대해서는 의료진의 도움을 받도록 한다. 암 종류별로 다르기는 하나 재발이나 전이가 잘 되므로 장기적으로 병원에서 계속 검사하고 확인해야 한다. 장기적인 치료에 대한 스트레스를 조절하며 가족에게 적극적으로 도움을 요청하고 지지받음으로써 치료에 대한 희망과 의지를 잃지 않도록 한다.

6) 예방

예방을 위해서는 암을 발생시킬 수 있는 위험요인에 노출되지 않도록 생활습관을 개선해야 한다. 기본적으로 금연과 절주를 하며 적절한 운동과 영양섭취를 통해 면역력을 높여야 한다. 연령대에 맞는 암 건강검진을 주기적으로 받는 것은 암 예방에서 매우 중요하다. 자궁경부암의 경우 자가진단이 가능한 키트를 일부 편의점에서 판매하므로 구입하여 이용하거나 병원에서 진료받으면 조기 발견이 가능하지만 무엇보다 예방접종을 통하여 암이 발생되지 않도록 하는 것이 가장 좋은 방법이다.

유방암의 경우 평소에 스스로 암 유무를 확인할 수 있는 자가검진방법이 있다(그림 5-5, 5-6, 5-7). 유방암 자가검진은 다음의 순서대로 시행하면 된다(한국유방암학회, http://www.kbcs.or.kr).

<그림 5-5> 거울 앞에서 유방을 관찰하는 방법

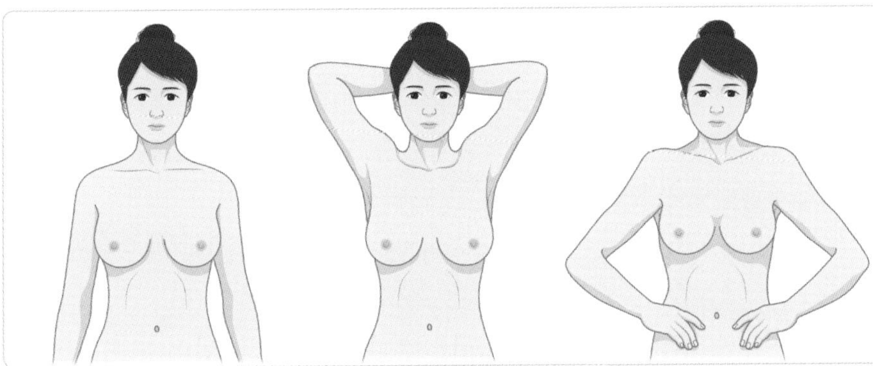

• **거울 앞에서 관찰하기(그림 5-5) :** 옷을 벗은 후 거울을 보면서 양손을 깍지를 껴서 머리 뒤로 들어 올리고 유방을 관찰한다. 다음 양 손을 옆구리에 대고 거울을 향해 몸을 앞으로 약간 숙이면서 양 어깨와 팔꿈치를 앞으로 내밀면서 유방을 관찰한다.

<그림 5-6> 앉거나 서서 유방을 촉진하는 방법

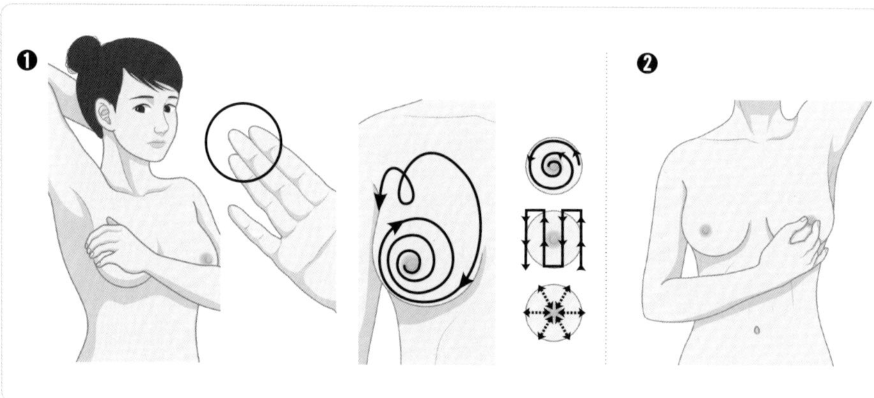

• **촉진하기(그림 5-6) :** 손가락을 모아 2, 3, 4번째 손가락의 첫째 마디를 사용하여 촉진한다. 한쪽 팔을 머리위로 올리고 반대쪽 손으로 유두를 중심으로 원을 그려가며 바깥부분까지 만져본다. 촉진하는 방향은 원으로 그려가는 방법 외에 위아래로 왕복하거나 유두를 중심으로 유방 안팎으로 오가며 시행할 수도 있다. 이러한 방향으로 촉진 시 유방의 전체부분을 빠지는 영역 없이 촉진할 수 있다. 겨드랑이와 유방의 오른쪽 바깥쪽도 세심하게 살펴본다. 또한 손가락으로 유두를 부드럽게 짜면서 분비물이나 혈액이 나오는지 관찰한다.

• **누워서 촉진하기(그림 5-7) :** 누우면 유방이 편평하게 펴지므로 촉진하기가 더 용이하다. 촉진하는 방법은 앉거나 서서 촉진하는 방법과 동일하다.

<그림 5-7> 누운 상태에서 유방을 촉진하는 방법

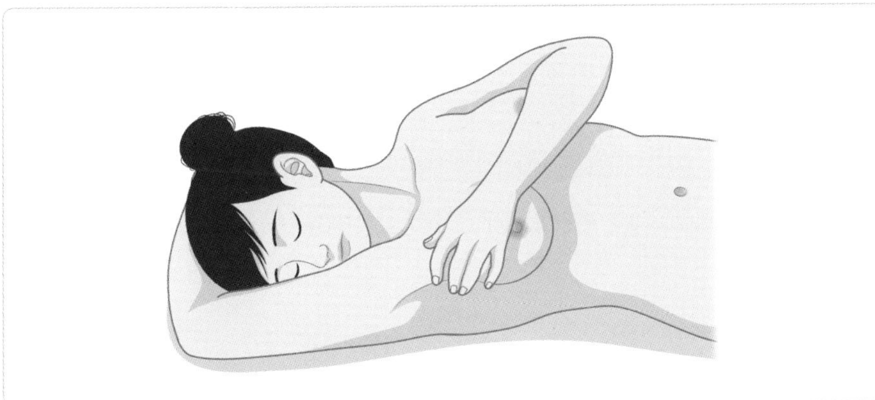

6장 약물과 중독

1. 중독
2. 청년기에 쉽게 빠질 수 있는 중독

6장 약물과 중독

1. 중독

1) 정의

중독은 독으로 불리는 유해 물질에 의한 신체적 중독과 알코올, 마약과 같은 약물 남용에 의한 정신적 중독을 모두 포함한 개념이다(최삼욱, 2017).

- **신체적 증상으로서의 중독(intoxication)** : 생물체의 기능에 해로운 영향을 주는 화학 물질에 생물체가 노출될 경우 발생되는 문제
- **정신적 의존증으로서의 중독(addiction)** : 일종의 습관성 중독으로 심리적 의존이 있어 계속 물질을 찾는 행동을 하고 신체적 의존이 있어 복용을 중단하지 못하며 신체적, 정신적 건강을 해치게 되는 상태

행위 중독 측면에서의 정신적 의존증은 물질이나 행동과 맺는 비정상적인 관계로 어떤 물질이나 대상, 느낌, 행동이 반복적으로 자신의 삶에서 나타남에도 불구하고 통제하지 못하고 중단할 수 없는 상태로 설명하기도 한다.

2) 종류

(1) 물질 중독

알코올 중독, 니코틴 중독, 마약 중독, 약물 중독 등

(2) 행위 중독

도박 중독, 성 중독, 운동 중독, 음식 중독(폭식 또는 과식), 관계 중독, 일 중독, 인터넷 중독, 스마트폰 중독, 감정 중독, 게임 중독 등

3) 중독의 기전

(1) 심리적 측면

사람은 사는 동안 행복할 수 있는 시간은 늘리고 불안, 공포, 슬픔을 느끼는 기간은 줄이려고 한다. 타인 및 사회와 바람직한 유대관계를 통해 자신이 행복을 통제한 경우 중독의 유혹에 빠질 이유가 없지만 그렇지 못한 경우 행복을 통제하려는 다른 방법을 찾게 된다. 사람과의 관계 대신 어떤 물질이나 행동과 관계를 맺게 되면 이는 서로 주고받는 유대관계가 아니라 정서적인 고립을 기초로 만들어지는 병적인 관계가 되기 쉽다(히로나카 나오유키, 2016). 중독자들은 중독을 통해 각성(행복과 안전함), 포만감(고통이 없는 상태), 환상(현실에 대한 회피, 자신이 원하는 것 추구)과 같은 황홀감을 추구함으로써 행복해지려고 한다.

중독이 진행되면 자신의 행복감만을 추구하여 이에 대한 행동에만 집중하고 주위 사람이나 자아에게 무관심하게 만드는 중독 성격이 생겨나며 중독행위를 위한 자신의 행태를 자신과 남에게 납득시키기 위해 억압, 거짓말, 합리화 등의 방어기제를 사용하게 된다. 주위 사람들이 중독자임을 눈치 채고 자신에게 보이는 반응에 대해 불편감을 느끼지 않기 위해 스스로를 고립시키거나 같은 중독자에게 의존하게 된다. 중독행위가 강박적으로 이루어지게 되면 쾌감보다는 고통을 느끼지 않기 위해 중독 상태를 강박적으로 이어나가고 자신의 행위에 대한 방어기제도 무너져 자포자기한 생활을 하게 된다.

(2) 뇌과학적 측면

뇌에는 정상적으로 쾌락센터(pleasure center)가 있으며 어떤 행동에 대한 결과로 얻는 즉각적인 보상이나 좋은 느낌, 강화를 매개하는 신경경로가 존재한다(Michael, 2014). 이러한 신경을 활성화시키는 신경전달물질이 도파민이다. 하지만 약물이 도파민을 모방하거나 기능을 방해하여 신경경로를 활성화시키게 되면 뇌에 의해 조절되는 인간의 행동을 왜곡하고 감각을 바꾸어 놓는다. 또한 약물은 도파민처럼 수용체에서 자연스럽고 쉽게 제거되지 않아 작용 시간이 훨씬 더 오래 지속된다.

뇌에는 약물을 조절하거나 활동을 끝낼 수 있는 능력이 없으므로 약물이 분해되거나 농도가 낮아질 때까지 효과는 없어지지 않는다. 예를 들어 코카인의 경우 도파민 수용체를 막음으로써 재흡수를 방해하고 시냅스에 존재하는 도파민의 양을 급속하게 증가시켜 흥분상태를 초래하여 코카인이 분해되거나 농도가 떨어질 때까지 이러한 상태가 지속되게 된다.

4) 금단

중독이 진행되면 약물 섭취가 점점 쾌락이라는 목적을 벗어나 행위 자체가 동기가 되어 강박적으로 되어간다. 약물을 계속 섭취하면 대뇌 보상시스템에 장애가 발생하면서 보상받거나 기분 좋은 느낌이 줄어들고 스트레스에 대한 반응은 증가하게 된다. 따라서 약물을 더 많이 자주 사용하게 되면서 중독은 악화된다. 이렇게 뇌의 정상적인 균형상태가 깨진 상태에서 약물을 끊으면 균형을 유지하기 위해 보통 약물효과에 반하는 신호와 증상이 나타나게 되는데 이것이 금단 증상이다. 그래서 알코올 중독자가 술을 끊으면 조급함, 불안, 더 많은 알코올에 대한 갈망, 불면증, 발한, 설사 등의 증상을 겪게 된다. 금단 증상은 뇌가 정상상태로 회복될 때까지 지속된다.

5) 내성

내성은 중독 시 물질이나 행동을 반복함으로써 일어나는 신경생리학적 변화로서 이전과 동일한 효과를 얻기 위해 사용량이나 활동의 강도 또는 빈도를 증가시키는 것이다. 중독성 물질에 지속적으로 노출되면 신경전달체계의 손상이 유발되어 자극에 의한 효과가 감소하게 되면서 동일한 효과를 경험하기 위해서는 더 많은 약물이나 활동이 필요하게 된다.

6) 중독으로부터의 회복

장기간 약물 사용 시 손상된 신경전달체계는 약을 중단해도 금방 정상수준으로 회복되지 않아 해당 신경전달물질 시스템은 정상 이하의 기능으로 작동한다. 회복에 장기간이 소요되는 이유는 신경전달체계와 관련된 물질을 구성하는 단백질이 변화를 겪고 난 후 일정 수준에 도달하기 위해서는 합성과 분해에 시간이 걸리기 때문이다.

몇몇 전문가들은 치료프로그램을 성공적으로 끝냈다 해도 뇌가 정상수준으로 회복되지는 않는다고 말한다(Michael, 2014). 하지만 이러한 프로그램을 통해 중독 자체가 근본적으로 다 고쳐지지는 못해도 약물을 피하고 일상적인 생활을 할 수 있는 수준까지는 회복될 수 있다고 본다.

2. 청년기에 쉽게 빠질 수 있는 중독

1) 흡연

(1) 정의

담배로 인해 발생되는 중독은 니코틴 의존증으로 담배 안에 들어있는 니코틴에 의해 발생한 급성 또는 만성의 신체증상을 말한다.

(2) 흡연의 원인

- **스트레스 해소방법으로 흡연 이용**
- **사회문화적 배경** : 흡연에 대한 사회의 관용적 분위기, 합법적인 담배회사의 마케팅 활동, 가까운 곳에 있는 많은 담배 판매처, 영화 속 배우들의 흡연 모습 노출 등
- **일찍부터 시작하여 지속되는 습관적인 흡연**
- **사회적 압력** : 담배 피우는 부모, 형제, 자매, 친구 등
- **체중조절을 목적으로 한 흡연**

(3) 담배의 종류

담배는 크게 불에 태우거나 연소시키는 유연 담배와 입으로 씹거나 코로 들이마시는 무연담배로 구분되며 요즘에는 사람들이 많이 사용하는 전자담배는 연기가 나지 않으므로 무연담배에 속한다고 볼 수 있다. 유연담배도 니코틴 등에 다양한 첨가물이 포함되어 있는 것처럼 무연담배에도 구강점막을 통한 흡수를 돕기 위해 추가적 성분들이 많이 포함되어 있다고 알려져 있다.

- **유연담배** : 궐련형 담배, 파이프, 시가, 물담배, 크레텍 등
- **무연담배** : 코담배, 씹는 담배, 머금는 담배, 녹이는 담배, 전자담배 등

(4) 흡연이 신체에 미치는 영향

① 니코틴 중독

- **중독 발생기전**

  니코틴이 니코틴성 수용체를 자극하여 기쁨과 보상을 느끼게 하는 감정회로에 도파민을 분비시켜 행복감을 느낀다. 니코틴 혈중농도를 일정하게

유지하기 위해 흡연의 속도와 빈도를 조절하게 되면서 점점 더 많은 흡연을 하게 된다.

- **중독 증상**

  니코틴으로 인한 중독이 진행되면 두통, 오심, 구토, 설사, 시력장애, 혈액순환 부전, 경련 등을 느끼며 만성적으로 대량 흡연을 할 경우 만성 인후염, 만성 기관지염, 심계항진, 부정맥, 혈압 상승, 협심증, 식욕부진, 소화불량, 불면, 편두통, 시신경 장애, 성기능 장애 등이 나타날 수 있다.

② 화학첨가물로 인한 질병

타르와 일산화탄소는 중독성은 없지만 건강에 부정적 영향을 미친다. 타르를 비롯한 발암성분들은 폐암, 후두암, 기관지암, 구강암, 식도암, 자궁경부암, 위암 등 다양한 암의 주요 원인으로 작용할 수 있다. 그리고 혈액순환을 감소시켜 뇌졸중, 버거씨병, 말초혈관질환, 수족냉증, 치주질환, 남성 성기능장애 등에 영향을 미치며 특히 일산화탄소는 헤모글로빈의 산소운반능력을 저하시켜 만성적인 저산소증과 조기노화현상을 초래할 수 있다. 또한 간접흡연을 통한 부류연은 폐의 깊숙한 곳까지 들어와 폐 기능을 떨어뜨리고 폐암, 심장병, 천식, 중이염 등을 발생시킬 수 있다.

전자담배는 1963년 처음으로 고안된 후 기존의 흡연자들이 금연을 위한 수단으로 국내에 도입되었다. 하지만 궐련형 전자담배에서 기존의 담배보다 더 많은 화학물질이 검출되고 발암을 일으키는 물질도 더 증가하는 것으로 밝혀졌다(Helen et al., 2018). 또한 니코틴의 농도를 자유롭게 조절할 수 있는 전자담배의 특성상 오히려 니코틴을 과다하게 흡입할 위험성이 높다. 최근 미국질병관리본부에서 액상형 전자담배 사용과 관련된 중증 폐질환자가 발생하였고 사망에 이른 사람도 있음을 발표했다. 이에 대한금연학회도 2018년 전자담배와 폐질환과의 관련성에 대한 충분한 과학적 증거가 나올 때까지 사람들에게 액상형 전자담배 사용을 자제할 것을 권고하였다.

이와 같이 아직 전자담배와 질병의 관계가 명확하게 밝혀지지는 않았으나 궐련형 전자담배에 포함되어 있는 타르 등의 화학첨가물들과 니코틴이 암, 호흡기계 질환, 심혈관계 질환의 발생에 영향을 미칠 것으로 추정하고 있다(식품의약품안전처, 2018). 그래서 여러 국가들은 전자담배에 대한 규제를 강화하고 있으며 기존의 담배를 대체하고 금연의 목적으로 전자담배를 사용하는 것은 바람직하지 않음을 안내하고 있다. 다양한 유형의 담배가 신체에 미치는 영향에 대한 더 많은 정보는 금연길라잡이(http://www.nosmokeguide.go.kr)에서 얻을 수 있다.

(5) 니코틴 의존도 평가

니코틴 의존도의 자가진단도구로 6개 문항으로 이루어진 FTND가 가장 많이 사용되며 CDS-12, NDSS 등도 활용된다.

흡연유형평가(The Why Test)는 6가지 유형(자극추구, 손장난, 즐거움과 편안함과 같은 쾌감추구, 스트레스 해소, 신체적 심리적 충동, 습관성)을 각각 3문항으로 측정하여 중독 정도를 측정한다. 결과는 0-3점일 경우 경한 니코틴 중독, 4-6점은 중등도 니코틴 중독, 7점 이상은 심한 니코틴 중독으로 해석한다. 구체적 항목의 내용은 다음과 같다.

- **아침에 일어나서 얼마 만에 첫 담배를 피우십니까?**
- **금연구역에서 담배를 참기가 어렵습니까?**
- **하루 중 담배 맛이 가장 좋은 때는 언제입니까?**
- **하루에 보통 몇 개비나 피우십니까?**
- **오후와 저녁시간보다 오전 중에 담배를 더 자주 피우십니까?**
- **몸이 아파 하루 종일 누워 있을 때에도 담배를 피우십니까?**

금연길라잡이(http://www.nosmokeguide.go.kr)에 자가진단도구가 탑재되어 있으므로 이를 활용하여 자신의 니코틴 중독 정도를 평가해보자.

(6) 청년기 금연

금연은 언제든지 할 수 있지만 가능한 빨리 하는 것이 좋고 청년기에 금연습관이 정착되어 유지된다면 중년기부터 많이 증가되는 호흡기 질병 예방에 유리하다. 자가진단결과를 참조하여 금연을 결심했다면 지역의 보건소를 방문하여 자신의 흡연행태에 대해 구체적으로 파악하고 자신에게 적절한 프로그램을 찾아 참여하고 금연물품을 지원받는 것이 비용 면에서 효과적이다. 니코틴 의존도가 낮을 경우 금연 의지만 확실하면 금연이 가능할 수도 있으나 중등도인 사람은 금연 의지뿐만 아니라 다른 사람의 도움이 필요하다. 의존도가 높은 경우 계획적으로 금연 목표를 세우고 당장 금연량과 횟수를 줄이며 흡연하고 싶게 만드는 행위를 교정하고 적절한 보조제를 사용하거나 의사의 처방 하에 약물을 사용하여 금연한다.

금단증상을 줄이기 위해서는 다양한 대체방법을 시도해야 한다. 금연 껌이나 침은 개인별로 반응차가 있어 다양하게 시도한 후 효과가 좋은 것을 선택하는 것이 좋다. 흡연에 대한 생각과 욕구를 전환하기 위해 산책이나 샤워, 명상 등의 건강에 해가 되지 않는 방법을 찾아보는 것도 바람직하다. 또한 금연하는 과정에서 중간 목표가 달성되었을 경우 자기보상을 함으로써 금연의지와 동기부여를 강화시킬 수도 있다.

금연을 오랫동안 지속하기 위해서는 자신의 상황이나 생활 양상에 맞는 방법이 필요하므로 한 가지 방법만 시도한 후, 금연에 실패했다고 해서 낙담하지 말고 다양한 방법들을 시도하면서 자신에게 적절한 방법을 찾는 것이 중요하다.

2) 음주

(1) 정의

음주로 인한 알코올 의존은 심해진 알코올 남용으로 금단증상과 내성, 그리고 일상생활 장애가 발생한 것을 의미한다. 알코올 중독은 개인이 건강과 사회적응기능에 손상이 있는 병적인 음주 상태로 의존증보다 더 심하지만 사회에서는 거의 동일하게 사용하고 있다.

(2) 원인

- **생물학적 요인 :** 유전, 알코올 신진대사에 대한 신체적 기능 차이, 뇌 보상회로를 통한 보상의 획득
- **사회문화적 배경 :** 음주에 대한 관용적 분위기, 직업관련 위험요소, 가족불화, 사회부적응, 저소득층 등
- **개인심리적 요인 :** 낮은 자기통제력과 자기효능감, 우울하거나 불안함, 높은 감각추구성향, 높은 충동성, 낮은 문제해결력 등
- **정신분석학적 요인 :** 구강기의 자극결핍 또는 자극과잉, 가혹한 초자아와 관련된 내면의 갈등으로 인한 긴장, 불안, 분노, 회피 등
- **인지적 요인 :** 알코올에 대한 긍정적 기대와 신념

(3) 의존증 발생기전

알코올을 섭취하면 억제성 신경전달물질의 기능이 증진되고 흥분성 신경전달물질의 일부 기능을 방해함으로써 전반적인 신체 기능이 저하된다. 적당량의 알코올은 세로토닌과 도파민의 수치를 높여 기분을 좋게 만들고 성욕을 높인다. 이와 함께 감정을 조절하는 변연계가 부적절하게 활성화되어 감정의 변화가 심해지며 부적절한 말과 행동을 하게 되며 판단력이 낮아지고 성적억압이 느슨해

져 성적활동에 대한 생각은 증가하게 된다.

내성이 생기면서 예전만큼의 기분 좋음을 느끼려면 세로토닌과 도파민이 더 많이 분비되어야 하므로 술을 더 많이 마시게 되고 술을 마시지 않을 때에는 반대로 우울한 기분을 느끼게 되어 음주에 대한 욕구가 강해지면서 의존도가 높아지게 된다.

(4) 중독 증상

알코올을 섭취하면 말이 또렷하지 못하고 섬세한 일을 하지 못하며 보행 시 비틀거린다. 판단력이 손상되고 주의력과 기억력의 장애가 점점 심해진다. 기분이 불안정하고 변덕스러우며 성적인 행동이나 공격적인 행동을 잘 억제하지 못한다.

알코올 의존증이 될수록 뇌기능 손상도 가속화된다. 전체적 뇌가 위축되고 뇌신경망이 손상되어 정서조절이나 공감에서 장애가 나타나며 다양한 인지기능이 떨어지고 행복을 잘 느끼지 못한다. 전두엽 기능의 손상으로 문제해결능력, 단기기억, 시공간 인지능력, 몸 균형 유지 능력이 떨어지고 수행 지능도 많이 감소한다. 또한 자신이 알코올 중독자라는 것을 인지하지 못하며, 음주에 따라 편도체가 손상되어 충동성과 공격성이 증가된다.

(5) 알코올 의존도 평가

알코올 의존도의 자가진단도구로 측정한 후 결과에 대해 분석해보자. 본 도구는 부산대학교 효원상담원(http://pnucounsel.pusan.ac.kr/pnucounsel)의 자가진단 항목에 포함되어 있다(그림 6-1). 결과해석은 점수에 따라 다음과 같이 구분되어 제시된다(표 6-1). 만약 의존군에 해당된다는 결과가 나왔다면 전문가와의 상담을 권장한다.

<그림 6-1> 알코올 의존증 자가진단도구

각 문항을 잘 읽고 지난 1년간 자신의 모습에 해당하는 대답에 체크해주시길 바랍니다.
(질문에 나오는 한 잔이란 술의 종류와 관계없이 1잔의 양을 의미합니다.
즉, 맥주의 경우 맥주잔 1잔, 소주의 경우 소주잔 1잔, 양주의 경우 양주잔 1잔 등을 뜻합니다.)

1. 얼마나 자주 술을 마십니까?

○ 전혀 마시지 않음 ○ 월 1회 이하 ○ 월 2~4회 ○ 일주일에 2~3회 ○ 일주일에 4회 이상

2. 평소 술을 마시는 날 몇 잔 정도나 마십니까?

○ 1~2잔 ○ 3~4잔 ○ 5~6잔 ○ 7~9잔 ○ 10잔 이상

3. 한 번의 술을 마실 때 소주 1병 또는, 맥주 4병이상 마시는 음주는 얼마나 자주 하십니까?

○ 전혀 없음 ○ 월 1회 미만 ○ 월 1회 ○ 일주일에 1회 ○ 거의 매일

4. 지난 1년간, 술을 한번 마시기 시작하면 멈출 수 없었던 때가 얼마나 자주 있습니까?

○ 전혀 없음 ○ 월 1회 미만 ○ 월 1회 ○ 일주일에 1회 ○ 거의 매일

5. 지난 1년간, 당신은 평소 할 수 있었던 일을 음주 때문에 실패한 적이 얼마나 자주 있었습니까?

○ 전혀 없음 ○ 월 1회 미만 ○ 월 1회 ○ 일주일에 1회 ○ 거의 매일

6. 지난 1년간, 술 마신 다음날 아침에 다시 해장술이 필요했던 적이 얼마나 자주 있었습니까?

○ 전혀 없음 ○ 월 1회 미만 ○ 월 1회 ○ 일주일에 1회 ○ 거의 매일

7. 지난 1년간, 음주 후에 죄책감이 들거나 후회를 한 적이 얼마나 자주 있었습니까?

○ 전혀 없음 ○ 월 1회 미만 ○ 월 1회 ○ 일주일에 1회 ○ 거의 매일

8. 지난 1년간, 음주때문에 전날 밤에 있었던 일이 기억나지 않았던 적이 얼마나 자주 있습니까?

○ 전혀 없음 ○ 월 1회 미만 ○ 월 1회 ○ 일주일에 1회 ○ 거의 매일

9. 음주로 인해 자신이나 다른 사람이 다친 적이 있었습니까?

○ 없음 ○ 있지만 지난 1년간에는 없음 ○ 지난 1년간 있었음

10. 친척이나 친구, 또는 의사가 당신이 술 마시는 것을 걱정하거나 술 끊기를 권유한 적이 있었습니까?

○ 없음 ○ 있지만 지난 1년간에는 없음 ○ 지난 1년간 있었음

출처 : Kim JS, Oh MK, Park BK, Lee MK, Kim GJ. Screening criteria of alcoholism by alcohol use disorders identification test(AUDIT) in Korea. J Korean Acad Fam Med. Sep;20(9):1152-1159, 1999.

<표 6-1> 알코올 의존증 자가진단결과 해석표

점수	결과해석
남 0~9점 여 0~5점	**정상음주 단계입니다.** 지금까지는 비교적 건강하고 안전한 음주습관을 지니고 있습니다. 적정 음주량을 유지하고 건강음주 지침을 지켜주세요.
남 10~19점 여 6~9점	**위험음주 단계입니다.** 음주량과 횟수가 너무 많습니다. 아직은 술 때문에 큰 문제가 없지만 음주 문제 예방을 위해 건강음주 지침을 지키고, 주기적으로 음주행동을 점검하고 자가검진을 재시행 하는 것이 좋습니다.
남 20점 이상 여 10점 이상	**알코올 남용이나 의존단계입니다.** 음주량과 음주 횟수 조절이 어려운 상태입니다. 술을 줄이는 단계가 아니라 끊기 위한 노력이 필요합니다. 빠른 시일 내에 병·의원이나 중독관리통합지원센터 또는 학내 전문상담기관을 통해 도움을 받는 것이 좋습니다.

출처 : Kim JS, Oh MK, Park BK, Lee MK, Kim GJ. Screening criteria of alcoholism by alcohol use disorders identification test(AUDIT) in Korea. J Korean Acad Fam Med. Sep;20(9):1152-1159, 1999.

(6) 청년기 절주

청년기는 음주를 할 기회가 많은 시기이다. 모임이 잦고 학업이나 대인관계로 인한 스트레스를 음주로 해결하려는 학생들이 종종 보인다. 그러나 자주 마시다 보면 어느 새 알코올 의존증이 발생했다는 것도 모르고 계속 음주를 되풀이하게 된다. 알코올 의존증이 높다면 입원해서 치료하는 것이 효과적이며 금단 현상으로 인한 어려움을 견디고 극복하기 위해서는 개인의 강한 단주 의지가 필요하다. 금단 증상으로 몸을 떨면서 땀을 흘리고 심박동수는 증가하며 환각과 발작이 나타나고 난폭해지는 행동이 나타나기도 한다. 병원에서는 스트레스 대처방식, 인지행동 교정, 동기강화 등과 관련된 다양한 프로그램을 제공함으로써 단주 의지를 지속시키고 자발적인 변화의지에 의해 실제 삶이 변화될 수 있도록 노력한다. 과한 음주로 인해 영양결핍이 발생한 경우 이에 대한 치료가 이루어져야 하며 음주의 심리적 원인에 대한 치료도 필요하다.

또한 술은 천천히 마시고 가벼운 안주를 곁들이며 물을 적절하게 섭취한다.

폭탄주나 음주 중 흡연은 피하도록 한다. 숙취해소음료는 과음 시 그리 도움이 되지 않는다.

3) 스마트폰 과의존증

(1) 정의

과도한 스마트폰 사용으로 스마트폰에 대한 사용이 현저히 증가하고 사용 조절력이 감소하여 문제적 결과가 나타난 상태이다.

(2) 원인

- **내적 요인 :** 외로움, 우울, 낮은 자존감, 자기통제력, 소원한 대인관계, 물질 중독의 경험, 건설적인 욕구충족 방법의 부재
- **환경적 요인 :** 스마트 모바일 기기의 발달, 인터넷 및 스마트폰 중독에 대한 관용적인 태도, 불안정한 가정환경, 스트레스, 불안정한 교우관계, 국가의 강력한 정보화 정책
- **기능적 요인 :** 편리성(언제, 어디서나), 즉시성(즉각적인 반응, 빠른 정보검색), 다양성(기능의 다양화, 다양한 역할), 사용자의 취향에 맞는 기능 설정

(3) 유형

2019년 한국정보화진흥원에서 스마트폰 과의존 실태를 조사한 결과에 따르면, 스마트폰을 가장 많이 사용하는 인구층은 청소년이었지만 성인기 과의존 비율이 지속적으로 증가하며 특히 20대의 성인 초기에서의 과의존이 심각한 것으로 나타났다. 사람들은 스마트폰을 메신저로 이용하는 데 가장 많이 사용하며, 과의존군과 일반사용자군 간의 이용률 차이가 큰 것은 전자책, 웹툰과 웹소설, 새로운 친구 만남, 게임 순이었다. 성인 과의존군은 일반군에 비해 라디오, 팟캐

스트, 새로운 친구 만남, 성인용 콘텐츠 이용이 많은 것으로 나타났다. 스마트폰 과의존 유형은 연령대나 성별에 따라 다르게 나타나며 주로 이용하는 콘텐츠도 달랐다.

- **정보과다형 :** 정보를 얻는 행위 자체에 몰두하여 실제 일에는 반영하지 못함.
- **관계집착형 :** 사이버상의 대인관계를 지나치게 추구
- **게임 :** 혼자 하거나 롤플레잉 게임에 집착
- **웹서핑형 :** 의미 없는 웹서핑을 강박적으로 오래 진행하며 필요 없는 정보까지 검색
- **사이버섹스 :** 성적인 만족을 위해 가상공간에서 성적인 대화를 하거나 포르노 동영상을 감상하는 데 지나친 집착과 탐닉을 함.

(4) 중독 증상

개인의 삶에서 스마트폰을 사용하는 생활패턴이 다른 행태보다 두드러지고 가장 중요한 활동이 되며, 이용자의 주관적 목표 대비 스마트폰 사용에 대한 자율적 조절 능력이 떨어지고, 스마트폰 사용으로 신체적·심리적·사회적으로 부정적인 결과를 경험함에도 불구하고 스마트폰을 지속적으로 사용하는 행동이 나타난다.

(5) 스마트폰 의존도 평가

부산대학교 효원상담원의 성인용 자가진단도구나 스마트쉼센터의 자가진단 도구를 이용하여 의존도의 정도를 확인한 후 필요 시 전문가에게 도움을 요청하면 된다(그림 6-2, 표 6-2).

<그림 6-2> 스마트폰 과의존 자가진단도구
이 척도는 성인의 스마트폰 과의존 정도를 알아보기 위한 자가검진 척도입니다.
각 문항을 읽고 해당하는 문항에 체크해주시기 바랍니다.

1. 스마트폰의 지나친 사용으로 학교 성적이나 업무능률이 떨어진다.

○ 전혀 그렇지 않다 ○ 그렇지 않다 ○ 그렇다 ○ 매우 그렇다

2. 스마트폰을 사용하지 못하면 온 세상을 잃을 것 같은 생각이 든다.

○ 전혀 그렇지 않다 ○ 그렇지 않다 ○ 그렇다 ○ 매우 그렇다

3. 스마트폰을 사용할 때 "그만해야지"라고 생각은 하면서도 계속한다.

○ 전혀 그렇지 않다 ○ 그렇지 않다 ○ 그렇다 ○ 매우 그렇다

4. 스마트폰이 없어도 불안하지 않다.

○ 전혀 그렇지 않다 ○ 그렇지 않다 ○ 그렇다 ○ 매우 그렇다

5. 수시로 스마트폰을 사용하다가 지적을 받은 적이 있다.

○ 전혀 그렇지 않다 ○ 그렇지 않다 ○ 그렇다 ○ 매우 그렇다

6. 가족이나 친구들과 함께 있는 것보다 스마트폰을 사용하고 있는 것이 더 즐겁다.

○ 전혀 그렇지 않다 ○ 그렇지 않다 ○ 그렇다 ○ 매우 그렇다

7. 스마트폰 사용시간을 줄이려고 해보았지만 실패한다.

○ 전혀 그렇지 않다 ○ 그렇지 않다 ○ 그렇다 ○ 매우 그렇다

8. 스마트폰을 사용할 수 없게 된다면 견디기 힘들 것이다.

○ 전혀 그렇지 않다 ○ 그렇지 않다 ○ 그렇다 ○ 매우 그렇다

9. 스마트폰을 너무 자주 또는 오래한다고 가족이나 친구들로부터 불평을 들은 적이 있다.

○ 전혀 그렇지 않다 ○ 그렇지 않다 ○ 그렇다 ○ 매우 그렇다

10. 스마트폰 사용에 많은 시간을 보내지 않는다.

○ 전혀 그렇지 않다 ○ 그렇지 않다 ○ 그렇다 ○ 매우 그렇다

11. 스마트폰이 옆에 없으면, 하루 종일 일(또는 공부)이 손에 안 잡힌다.

○ 전혀 그렇지 않다 ○ 그렇지 않다 ○ 그렇다 ○ 매우 그렇다

12. 스마트폰을 사용하느라 지금 하고 있는 일(공부)에 집중이 안 된 적이 있다.

○ 전혀 그렇지 않다 ○ 그렇지 않다 ○ 그렇다 ○ 매우 그렇다

13. 스마트폰 사용에 많은 시간을 보내는 것이 습관화되었다.

○ 전혀 그렇지 않다 ○ 그렇지 않다 ○ 그렇다 ○ 매우 그렇다

14. 스마트폰이 없으면 안절부절 못하고 초조해진다.

○ 전혀 그렇지 않다 ○ 그렇지 않다 ○ 그렇다 ○ 매우 그렇다

15. 스마트폰 사용이 지금 하고 있는 일(공부)에 방해가 되지 않는다.

○ 전혀 그렇지 않다 ○ 그렇지 않다 ○ 그렇다 ○ 매우 그렇다

출처 : 미래창조과학부·한국정보화진흥원, 2015년 인터넷 과의존 실태조사

<표 6-2> 스마트폰 과의존 자가진단결과 해석표

점수	결과해석
15~39점	**일반사용자군** 대부분이 스마트미디어 중독문제가 없다고 느낍니다. 심리적 정서문제나 성격적 특성에서도 특이한 문제를 보이지 않으며, 자기행동을 관리한다고 생각합니다. 주변 사람들과의 대인관계에서도 자신이 충분한 지원을 얻을 수 있다고 느끼며, 심각한 외로움이나 곤란감을 느끼지 않습니다. ⋯› 때때로 스마트미디어의 건전한 활용에 대하여 자기 점검을 지속적으로 수행한다.
40~43점	**잠재적위험 사용자군** 고위험 사용자군에 비해 경미한 수준이지만 일상생활에서 문제를 보이며, 필요이상으로 스마트미디어 사용 시간이 늘어나고 집착을 하게 됩니다. 학업에 어려움이 나타날 수 있으며, 심리적 불안정감을 보이지만 절반 정도는 자신이 아무 문제가 없다고 느낍니다. 다분히 계획적이지 못하고 자기조절에 어려움을 보이며 자신감도 낮을 확률이 높습니다. ⋯› 스마트미디어 과다 사용의 위험을 깨닫고 스스로 조절하고 계획적인 사용을 하도록 노력하는 자세가 필요하며, 스마트미디어 중독에 대한 주의를 요망합니다.
44점 이상	**고위험 사용자군** 스마트미디어 사용으로 인하여 일상생활에서 심각한 문제를 보이면서 내성 및 금단 현상이 나타납니다. 스마트미디어로 이루어지는 대인관계가 대부분이며, 비도덕적 행위와 막연한 긍정적 기대가 있고 특정 앱이나 기능에 집착하는 특성을 보이기도 합니다. 현실 생활에서도 습관적으로 사용하게 되며 스마트미디어 없이는 한 순간도 견디기 힘들다고 느낍니다. 따라서, 스마트미디어 사용으로 인하여 학업이나 업무, 대인관계를 제대로 수행할 수 없으며 자신이 스마트미디어 중독이라고 느끼고 있습니다. 또한, 심리적으로 불안정감 및 대인관계 곤란감, 우울한 기분 등이 흔하며, 성격적으로 자기조절에 심각한 어려움을 보이며 무계획적인 충동성도 높은 편입니다. 현실세계에서 사회적 관계에 곤란을 겪거나 외로움을 느낄 가능성이 높습니다. ⋯› 스마트미디어 중독 경향성이 매우 높으므로 관련 기관 또는 전문상담사에게 도움을 요청하시길 권유드립니다.

출처 : 미래창조과학부·한국정보화진흥원, 2015년 인터넷 과의존 실태조사

(6) 예방 및 치료

먼저 스마트 과의존 문제를 인식하고 자가진단도구를 활용하여 상태를 확인한 후 바른 사용 실천 방안에 대해 고민하고 대안을 제시한다. 가족, 친구 등 주변 사람과의 관계 형성을 강화시킴으로써 스마트폰의 사용을 근본적으로 감소시킨다. 스마트쉼센터의 스마트폰 바른 사용 실천 가이드에서 제시한 방법들을 보면 요즘 문제가 되는 스몸비족이나 운전 시 스마트폰 사용에 대해 주의할 것을 강조하고, 바른 자세로 사용하기, 수면습관 점검, 스마트폰과의 의식적으로 거리 두기, 스마트폰 사용 대신 사람과의 유대적 관계를 형성하고 대화를 하도록 권장하고 있다. 스마트폰 중독을 극복하려면 무엇보다 자신의 문제인식과 행동을 수정하려는 의지가 필요하다.

4) 향정신성 약물에 의한 중독

(1) 정의

감정, 인식, 행동에 인위적인 변화를 일으키기 위해 향정신성 약물을 비의학적, 불법적으로 사용하는 행위이다.

(2) 주로 사용하는 향정신성 약물

주로 중추신경계에 작용한다.

- **중추신경흥분제 :** 뇌신경 세포의 기능을 흥분시키는 약물
  예) 담배, 카페인, 암페타민류, 코카인 등
- **환각제 :** 뇌신경 세포의 기능을 흥분시키거나 억제시키는 약물
  예) 대마초, 펜시클리딘(PCP) 등
- **중추신경억제제 :** 뇌신경 세포의 기능을 억제시키는 약물
  예) 알코올, 가스·본드류의 흡입제, 마약류, 수면제, 신경안정제, 진해거담제, 항히스타민제 등

중독성 물질은 술, 담배, 카페인 같은 합법물질과 스테로이드, 수면제, 식욕억제제와 같은 약이 있으며 흔히 사람들이 마약이라고 일컫는 대마초, 코카인, 필로폰 LSD 등과 같은 불법물질이 있다. 마약의 종류 및 폐해에 대해 자세히 알고 싶다면 한국마약퇴치운동본부홈페이지(http://www.drugfree.or.kr)에서 확인할 수 있다. 마약의 일부 종류는 추출 및 합성제의 형태로 국가의 승인을 받아 진통제로 사용된다.

마약의 유형은 알약, 흡입제, 주사제 등으로 다양하며 요즘은 살 빼는 약이라고 하면서 구매자를 속이고 마약을 불법적으로 판매하는 경우가 있어 주의해야 한다. 클럽에서 많이 사용하는 약들은 모양이 다양하고 색깔도 다채로워 마치 과자처럼 보이기도 하나 불법적인 마약이라는 점을 잊지 말아야 한다.

(3) 마약별 특징과 중독 증상

① 마리화나(대마초)

미국의 몇몇 주에서는 마리화나 판매가 합법화되었지만 한국에서 마리화나의 사용은 불법이므로 미국과 같이 대마초가 합법적인 곳에서 사용했더라도 한국에서 발각되면 처벌받게 된다. 대마는 특정한 환자의 자가치료용으로 승인받아 사용되고 있다. 보통 정도의 양을 사용한 경우 희열, 행복감, 긴장완화와 같은 심리적 보상효과가 발생한다. 그러나 방향 감각 상실, 집중력 결핍, 학습과 기억 손상, 진정상태, 공황상태 등도 함께 나타난다. 생리적으로는 눈이 충혈되고, 구강이 건조해지며 식욕과 심박동수는 증가하는 반면 소변이 감소하고 변비와 같은 증상이 발생한다.

② 코카인

코카인 사용 시 각성, 행복감, 자신감, 과제에 대한 향상된 수행능력 등에 효과가 신속히 나타나지만 지속 시간은 길지 않다. 농도가 높아지면 황홀감을 느끼게 된다. 하지만 심박동수와 혈압이 증가하다가 불규칙한 심장 리듬, 혈관수축효과로 인한 산소결핍, 발작 등의 독성 작용이 나타날 수 있으며 불안, 편집증, 정신병 등이 초래될 수 있다. 코카인의 변형된 형태인 크랙은 효과가 더 좋지만 코카인보다 중독위험이 심각하다.

③ 메스암페타민(필로폰, 히로뽕)

중독성이 매우 강해서 재범률이 매우 높은 마약이다. 주로 비만, 주의력결핍 및 과잉행동장애, 졸음에서 각성제로 사용해 온 약이다. 사용 시 주의력과 각성의 증가, 정신적 고양, 황홀감, 기분상승 등이 나타나지만 과도한 흥분과 자신감 상승으로 공격적, 폭력적 행동이 나타나기도 한다. 코카인보다 정신병적 증상(정신병, 환각, 혼란스런 사고)에 더 많이 연관되며 지속적 사용 시 썩은 치아 또는 갈색으로 변색된 치아(methmouth), 잇몸 충혈, 조산이나 저체중아 출산, 신경세포의 심각한 손상, 시력 나빠짐, 탈모, 노화 가속 등의 독성작용이 나타난다.

④ 엑스타시 및 클럽 약물들

엑스타시는 코카인과 같은 정신자극제의 효과와 LSD와 같은 환각효과를 함께 일으키는 환각제이다. 사용 시 성적욕망과 감각의 민감성 증가, 우울증, 염려, 충동성, 적대감 등이 발생하며 생리적으로는 근육긴장, 메스꺼움, 갈증, 식욕저하, 다리 떨림, 심장박동수 및 혈압 증가 등이 나타난다. 지속적 사용 시 세로토닌을 함유하고 있는 신경세포가 파괴되거나 대뇌피질의 크기가 감소되는 독성작용이 나타난다.

이 외에 데이트강간약물이라고도 하는 GHB(물뽕, 기분 좋아지고 다소 취한 듯하면서 몸이 처짐), 로히피놀(진정작용, 의식불명과 기억상실), 케타민(지각과 느낌의 왜곡) 등은 물에 무색, 무취로 잘 녹는 성질이 있어 주로 유흥업소에서 불법적으로 많이 사용된다.

(4) 중독의 극복

약물남용자들은 금단증상을 이겨내야 하고 고통스러운 감정이나 좌절을 견뎌낼 줄 아는 방식으로 자신의 성격을 근본적으로 변화시켜야 한다. 약물을 통하지 않고 자신의 감정을 다루는 기술을 배우거나 약물을 피하는 기술을 익혀야 한다.

또한 지속적으로 생겨나는 생활사의 문제를 다루는 능력과 기술을 발달시키며 자신의 생활 스타일 자체를 바꿔야 한다. 장시간의 치료와 재활과정을 견딜 수 있는 자기 의지를 유지하고 자신의 노력에 대해 가족이나 주위 사람들로부터 지지를 얻도록 한다. 약물중독을 혼자서 끊기는 너무나 어려우므로 전문가와 가족에게 적극적으로 도움을 요청하여 다양한 치료와 지지를 제공받는 것이 바람직하다.

5) 도박중독

(1) 정의

도박으로 인하여 본인, 가족 및 대인관계의 갈등과 재정적·사회적·법적 문제가 발생하고 있음에도 불구하고, 자신의 의지로 도박행위를 조절하지 못하고 지속적으로 도박을 하게 되는 것이다(한국도박문제관리센터). 도박 행동 자체가 잘못은 아니지만 자신이 감당할 수 있는 시간과 돈의 한계를 넘어서 자제하지 못하고 반복적으로 도박을 한다면 도박중독으로 볼 수 있다.

(2) 원인

- **개인적 요인 :** 성장기 외상경험, 최초 사용 시기, 스트레스 대처방식
- **생물학적·유전적 요인 :** 유전, 성별, 정신장애
- **사회적 요인 :** 가용성/접근성, 사회적 태도, 합법화

(3) 유형

요즈음은 오프라인뿐만 아니라 온라인에서의 도박이 가능해지면서 청년들도 도박에 대한 접근성이 높아졌다. 도박을 하게 되는 종류는 스포츠, 동물경기, 주식, 로또, 불법 인터넷 게임 등 다양하다.

(4) 중독 증상

병적인 도박은 약물중독과 마찬가지로 도파민성 보상체계의 신경회로를 사용한다(Michael, 2014). 처음에는 우연히 도박을 하다가 승리하고 그 후에는 운과 미신을 믿으며 확률에 대한 잘못된 믿음으로 계속 도박을 하게 된다. 하지만 지는 횟수가 많아지면서 빚은 증가하고 자신의 행동에 대한 거짓말과 변명이 늘어난다. 잃어버린 돈을 만회하기 위해 도박을 반복하면서 집착하고 도박으로 인해 인간관계에 문제가 발생한다. 도박 시간이 증가하고 법적 문제가 발생하면서 주위에 도움을 요청하지만 지지를 받지 못한다. 상황이 나빠지면서 불안해하고 극단적인 감정변화를 겪게 되고 부정적 감정으로부터 벗어나기 위해 다시 도박을 하게 된다.

(5) 도박중독 평가

한국도박문제관리센터(https://www.kcgp.or.kr)에서 제시한 도박중독 자가진단도구에는 9문항의 질문이 포함되어 있다. 항목에는 도박의 행태와 도박으로 인해 발생된 문제와 관련하여 도박중단가능여부를 묻는 질문들로 구성되어 있다. 결과의 해석은 0점 문제없음, 1~2점 저위험성 도박, 3~7점 중위험성 도박, 8점 이상 문제성 도박으로 3점 이상부터는 일상생활에 장애가 나타날 가능성이 높아진다고 설명한다.

(6) 치료

심한 도박중독은 약물중독과 마찬가지로 전문가의 도움이 필요하다. 행동을 교정하고 동기를 강화하며 대안을 교육받고 자조모임을 통해 지속적으로 치료에 참여하면서 치료받는다. 법적인 문제는 상담을 통해 해결하고 필요 시 가족치료를 시행하도록 한다.

6) 기타 중독

(1) 성 중독

성을 지나치게 탐닉하고 과도하게 몰두해서 일상생활에 문제가 일어나지만 조절이 안 되는 경우 성 중독이라 한다. 섹스의 횟수가 많다고 하더라도 일상생활에 문제가 없고 자신이 조절가능하다면 성 중독이라 단정하기는 어렵다. 성적 충동이나 행동이 조절되지 않고 정신건강, 일상생활, 인간관계의 문제가 발생함에도 불구하고 그러한 행동을 지속하며 성적인 행위에 대한 강박적 집착이 발생한다(배정원, 2010). 성적충동으로 인한 스트레스나 부정적 감정을 성적 행위로 해결하나 해소 후 자책과 수치심, 우울, 불안, 허무함을 느끼게 되어 다시 성적 자극을 찾게 된다. 하지만 이러한 감각을 자극하는 말초적인 섹스에만 집중하다 보면 사랑이나 친밀함 같은 감정 없이 행위만을 통해 부정적 감정이나 긴장이 해소됨으로써 성 중독에서 벗어나지 못하게 된다. 자위행위도 처음에는 심심풀이로 야한 동영상을 보며 시작하다가 포르노와 자위행위에 중독되어 좀 더 강한 흥분을 원하고 파트너와의 성관계에 만족하지 못하게 되면서 중독으로 발전할 수 있다. 성 중독의 치료방법은 다른 행위중독과 동일하다.

(2) 운동중독

운동중독은 주당 3~4회 이상, 하루 3시간 이상, 1주에 천 칼로리를 소비하는 과한 운동을 하며 집착을 보이는 것으로 정의한다. 이러한 기준에 해당되지 않더라도 본인의 운동능력보다 과한 운동을 지속하며 일상적 활동에 영향을 줄 정도로 운동에 집착하고 삶을 변화시킬 정도로 시간을 소요하게 만든다면 중독으로 볼 수 있다(Brannon et al., 2019). 30분 이상 운동 시 뇌에서 엔도르핀이 방출되면 행복감을 느끼게 되는데, 기분 좋은 감정을 느끼기 위해 지나친 강도와 체력적 고갈을 느끼지 못한 채 운동을 계속하려고 한다. 이런 경우 근골격계나 심혈관계에 문제가 생길 수 있으며 사망에까지 이를 수 있다. 운동이 목적이 되어서는 안 되고 자신이 왜 운동을 하는지에 대해서 생각해보고, 여유롭고 장기적 계획을 세워 운동하는 것이 건강을 위해 바람직하다.

7장 청년기 정신건강

1. 스트레스
2. 청년기 정신건강

7장 청년기 정신건강

1. 스트레스

1) 정의 및 종류

스트레스가 무엇인지는 모두 알고 있지만 이를 정의하는 것은 쉽지 않다. Seyle(1956, 1976)는 스트레스에 대해 위협적 자극이 발생하며 신체는 신경계와 내분비계의 정교한 생리적 체계의 반응에 의한 행동과 생리적 적응을 통해 항상성을 회복시킴으로써 개인의 생존확률을 높이는 것으로 설명하였다. Lazarus와 Falkman(1984)은 스트레스를 개인과 그 개인의 자원을 혹사시키거나 초과하며 개인의 안녕감을 위태롭게 하는 위협적이거나 도전적이거나 해롭다고 지각한 환경과의 특정한 관계로 보았다. 이들은 스트레스 자체보다는 스트레스를 일으키는 상황에 대한 개인의 지각과 대처할 수 있는 능력의 유무를 중요하게 여겼다.

스트레스 인자에 대한 개인의 반응 방식에 따라 스트레스는 좋은 스트레스(eustress) 또는 나쁜 스트레스(distress)가 될 수 있다. 개인이 스트레스 인자를 쉽게 대처하며 통제할 수 있다고 느낀다면 그 스트레스는 개인에게 흥분, 몰입, 즐거움을 줄 수 있으나, 스트레스 인자에 대한 통제력을 상실하게 되면 스트레스는 고통으로 바뀌어 신체에 혼란을 야기하고 질병을 발생시킬 수 있다(김혜원 외 공역, 2016).

2) 원인

스트레스는 자연재해나 인간에 의한 재앙적 사건들, 생활사건, 일상에서 발생되는 문제들로 인해 발생될 수 있다. 재앙적 사건들은 큰 스트레스를 주지만 빈도가 적은 편이므로 일반인들이 느끼는 스트레스의 대부분은 생활사건과 일상에서 발생되는 문제들로부터 겪게 된다(Brannon et al., 2019). 결혼, 부모되기, 취업 및 실직, 죽음 등의 삶의 변화가 필요한 생활사건들은 개인과 그 주위 사람들에게 바뀐 상황이나 환경에 대한 적응을 요구함으로써 스트레스의 원인이 된다. 일상에서는 소음, 오염, 밀집, 범죄에 대한 노출 등의 물리적 환경과 지역사회, 직장, 가족과의 상호관계에서 벌어지는 차별, 일과 가족의 역할 간의 불균형 등의 심리사회적 환경, 개인의 성격적 특성이나 낮은 자아존중감 등과 같은 개인심리적 요인들로 인해 발생되는 문제들이 스트레스를 발생시킬 수 있다. 하지만 스트레스가 항상 불쾌하거나 부정적인 사건에 의해 발생되는 것은 아니며 일이 잘 되어갈 때도 스트레스는 발생할 수 있다.

3) 스트레스 발생과 대처

(1) 자극에 기초한 스트레스 발생과 대처과정

스트레스 인자에 노출 시 신체는 각종 방어기제의 작용을 통해 신체를 적응시킴으로써 생명을 유지하려는 목적으로 변화하며 이러한 변화는 경고반응기, 저항기, 소진기에 따라 이루어진다(Seyle, 1956, 1976).

스트레스 인자들로 인해 신체의 기능이 저하되는 쇼크 상태가 일시적으로 발생하며 이에 위험을 감지한 신체는 신경계와 호르몬의 작용을 통해 저장된 당을 더 많이 분해하여 포도당으로 전환시키고 혈중의 지방이나 콜레스테롤도 증가시킴으로써 경고에 대해 반응한다. 이후 스트레스 인자에 계속 노출될 경우 저항기로 이행하게 되며 저항기에서는 낮아진 신체기능을 높이고 적응하기 위해 신체의 여러 기능을 유기적으로 재구성한다. 이 단계에서 스트레스를 해결하지 못하면 신체 저항력이 떨어져 체온, 체중, 면역, 기관의 기능 등이 전반적으로 낮아짐으로써 항상성이 상실된다.

(2) 상황에 대한 개인 지각에 기초한 스트레스 발생과 대처과정

어떤 상황이 발생했을 때 사람은 이에 대해 가지는 관점과 평가에 따라 스트레스로 지각하거나 하지 않을 수 있다고 본다. 따라서 이를 판단하기 위한 세 가지 유형의 평가를 하게 되며 그에 따라 대처전략을 선택하게 된다(Lazarus & Falkman, 1984).

사건을 접했을 때 자신의 관점에 따라 그 상황을 위협, 도전, 해로움 중 어떠한 성격을 지닌 사건인지를 일차 평가한다. 초기 평가 후 자신이 사건을 통제하거나 대처할 수 있는 능력을 갖고 있는지를 평가하게 된다. 이를 통해 해로움과 위협을 감소시킬 수 있는 몇 가지 선택이 있음을 알게 되면 사건에 의한 스트레스를 줄일 수 있다. 마지막으로 새로운 정보가 이용가능해지면 내렸던 평가가 변화하게 되면서 때로는 스트레스를 더 감소시켜 주기도 한다. 개인이 대처하기 위해서는 사회적 지원, 개인적 통제감, 긍정적 신념이 필요하다. 또한 개인이 판단하기에 상황의 통제가능성이 높은 경우에는 문제중심적 대처전략을 선택하고 스트레스 지각에 수반되는 정서를 관리할 필요가 있는 경우에는 정서중심적 대처 전략을 선택함으로써 스트레스를 감소시키거나 해소하려고 노력하는 경향이 있다(Brannon et al., 2019).

4) 반응

(1) 생리적 반응

스트레스에 대한 생리적 반응은 위험에 직면하여 에너지를 더 많이 생산하여 빠른 판단과 민첩한 움직임을 돕기 위해 발생한다. 스트레스 인자에 의한 자극은 신체 내 여러 가지 호르몬을 방출하게 하여 생리적 반응을 나타낸다. 이러한 생리적 반응은 일시적으로 일어날 경우에는 건강에 별 영향을 주지 않지만 지속될 경우 신체에 부담을 주게 된다(Robert, 2008).

- **맥박과 혈압의 증가**
- **호흡의 증가**
- **근육의 긴장**
- **예민해진 감각기관, 명료한 정신**
- **뇌, 심장, 근육으로 가는 혈류의 증가**
- **피부, 소화기관, 신장, 간으로 가는 혈류 감소**
- **혈중 당, 지방, 콜레스테롤의 증가**
- **혈소판이나 혈액응고인자 증가**

(2) 증상 및 질병

증상은 신체적, 정신적, 감정적, 행동적으로 다양하게 나타난다.

- **신체적** : 피로, 두통, 불면증, 근육통, 심계항진, 떨림, 땀, 안면홍조, 통증 등
- **정신적** : 집중력이나 기억력 감소, 우유부단, 혼동, 유머감각 소실, 공허함 등
- **감정적** : 불안, 신경과민, 우울증, 분노, 좌절감, 근심, 걱정, 인내부족 등
- **행동적** : 안절부절함, 신경질적 습관, 흡연, 울음, 비난, 폭력적 행동 등

스트레스는 거의 모든 신체에서 발생되는 질병에 직접적 또는 간접적인 원인으로 여겨져 왔다. 스트레스가 원인으로 포함되지 않는 질병을 찾아보기 어려울 정도이다. 스트레스 인자는 내분비계와 신경계에 영향을 줌으로써 이들이 조절하는 신체기능의 대부분에 영향을 미친다. 고혈압, 당뇨병, 비만 등과 같은 생활습관과 관련된 질병뿐 아니라 협심증, 위십이지장 궤양, 발기부전, 월경불순, 갑상선질환, 편두통, 류마티스 관절염, 원형탈모증, 정신분열증, 암 등 수많은 질병도 스트레스와 관련되어 발생하는 것으로 알려져 있다. 하지만 현대의 일부 연구자들은 스트레스에 대한 부정적 믿음이 건강에 좋지 않은 방향으로 생리적 반응을 하게 만드는 경향이 있으므로 스트레스를 친한 친구처럼 긍정적으로 인식한다면 스트레스로 인한 반응은 오히려 우리 몸을 보호하고 더 건강하게 만들 수도 있다고 주장하기도 한다(Kelly, 2015).

5) 스트레스 평가

스트레스를 평가하기 위해 생리적 변화, 생활사건, 일상의 문제들을 각각 측정하는 도구들이 개발되어 있으나 미래의 질병을 예측함에 있어 일상적 문제들과 연관된 정신적 부분을 묻는 척도가 더 정확한 것으로 밝혀져 있다.

스트레스 자가진단도구를 사용하여 자신의 스트레스 정도를 측정하고 그에 대한 평가를 시행해보면 자신이 스트레스를 줄일 수 있는 전략을 선택하는 데 도움이 된다. 본 책에 실린 한국판 지각된 스트레스 척도는 부산대학교 효원상담원에서 사용하는 자가진단도구로 홈페이지에서 무료로 사용할 수 있다(그림 7-1). 결과는 점수별로 해석되며 이를 기초로 16점 이상일 경우 전문상담사의 도움을 받아 볼 것을 권장한다(표 7-1).

6) 스트레스 관리

예전에는 스트레스를 관리하기 위해 자신이 스트레스를 받는지를 인식하고, 스트레스 인자를 찾은 후에는 스트레스 인자를 제거하거나 피할 수 있는지 파악함으로써 스트레스를 줄이는 방법을 권했다. 하지만 현대를 살아가는 개인이 만나게 되는 스트레스 인자는 너무도 많으므로 모든 스트레스 인자들을 인식한다 해도 그들을 완벽하게 통제하는 것은 거의 불가능하다.

이러한 상황에서 개인이 선택할 수 있는 가장 좋은 전략은 자신을 변화시키는 것이다. 스트레스를 문제로 여겨 직면해서 해결하기보다는 신체적이나 정신적으로 회피하는 것이 자신을 변화시키기 위한 전략 중 하나가 될 수 있다. 그러한 전략으로 대부분 제안되는 것은 운동, 따뜻한 목욕, 게임, 취미, 성생활, 수면, 명상, 독서, 음악듣기 등이다. 하지만 이런 수많은 방법들도 스트레스를 감소시키는 데 도움이 되지 않는 경우가 많다. 그렇다면 피하는 전략보다 자신의 내적 강인성과 극복력을 높이는 전략이 더 효과적일 수도 있다. 스트레스 상황에 대해 적극적으로 몰입하고 통제하며 힘들어서 밑바닥까지 내려갔더라도 발전을 위한 기회로 생각하고 다시 제자리로 돌아가는 과정을 반복적으로 겪는다면 내적 강인성과 회복탄력성을 강화시킬 수 있다. 내적으로 단단해지고 극복하는 힘이 길러진다면 스트레스에 대한 부정적인 시각이 긍정적으로 바뀌면서 감정적 소모를 줄일 수 있을 것이다. 또한 스트레스를 친구처럼 친하게 여기고 이러한 스트레스에 대처하는 과정을 도전을 통해 어떤 의미를 창조하는 경험으로 여긴다면 스트레스에 대한 부정적인 생각이 감소할 것이다. 스트레스와 친해지는 한편 부정적인 생각이나 감정과 멀어지려는 노력이 필요하다.

<그림 7-1> 스트레스 자가진단도구

이 척도는 일상생활에서 주관적으로 느끼는 스트레스의 정도를 평가하기 위한 척도입니다. 각 문항들을 잘 읽고 지난 1개월 동안 문항에 해당하는 내용을 얼마나 자주 느꼈는지 체크해 주십시오.

1. 지난 한 달 동안, 예상치 못한 일이 생겨서 기분 나빠진 적이 얼마나 있었나요?

○ 전혀 없었다 ○ 거의 없었다 ○ 때때로 있었다 ○ 자주 있었다 ○ 매우 자주 있었다

2. 지난 한 달 동안, 중요한 일들을 통제할 수 없다고 느낀 적은 얼마나 있었나요?

○ 전혀 없었다 ○ 거의 없었다 ○ 때때로 있었다 ○ 자주 있었다 ○ 매우 자주 있었다

3. 지난 한 달 동안, 초조하거나 스트레스가 쌓인다고 느낀 적은 얼마나 있었나요?

○ 전혀 없었다 ○ 거의 없었다 ○ 때때로 있었다 ○ 자주 있었다 ○ 매우 자주 있었다

4. 지난 한 달 동안, 짜증나고 성가신 일들을 성공적으로 처리한 적이 얼마나 있었나요?

○ 전혀 없었다 ○ 거의 없었다 ○ 때때로 있었다 ○ 자주 있었다 ○ 매우 자주 있었다

5. 지난 한 달 동안, 생활 속에서 일어난 중요한 변화들을 효과적으로 대처한 적이 얼마나 있었나요?

○ 전혀 없었다 ○ 거의 없었다 ○ 때때로 있었다 ○ 자주 있었다 ○ 매우 자주 있었다

6. 지난 한 달 동안, 개인적인 문제를 처리하는 능력에 대해 자신감을 느낀 적은 얼마나 있었나요?

○ 전혀 없었다 ○ 거의 없었다 ○ 때때로 있었다 ○ 자주 있었다 ○ 매우 자주 있었다

7. 지난 한 달 동안, 자신의 뜻대로 일이 진행된다고 느낀 적은 얼마나 있었나요?

○ 전혀 없었다 ○ 거의 없었다 ○ 때때로 있었다 ○ 자주 있었다 ○ 매우 자주 있었다

8. 지난 한 달 동안, 매사를 잘 컨트롤하고 있다고 느낀 적이 얼마나 있었나요?

○ 전혀 없었다 ○ 거의 없었다 ○ 때때로 있었다 ○ 자주 있었다 ○ 매우 자주 있었다

9. 지난 한 달 동안, 당신이 통제할 수 없는 범위에서 발생한 일 때문에 화가 난 적이 얼마나 있었나요?

○ 전혀 없었다 ○ 거의 없었다 ○ 때때로 있었다 ○ 자주 있었다 ○ 매우 자주 있었다

10. 지난 한 달 동안, 어려운 일이 너무 많이 쌓여서 극복할 수 없다고 느낀 적이 얼마나 있었나요?

○ 전혀 없었다 ○ 거의 없었다 ○ 때때로 있었다 ○ 자주 있었다 ○ 매우 자주 있었다

출처 : 박준호, 서영석 (2010), 대학생을 대상으로 한 한국판 지각된 스트레스 척도 타당화 연구, 한국심리학회지: 일반, 29(3), 611-629.

<표 7-1> 스트레스 자가진단결과 해석표

점수	결과해석
0~12점	**당신이 느끼고 있는 스트레스 정도는 정상적인 수준으로, 심리적으로 안정되어 있습니다.**
13~15점	**약간의 스트레스를 받고 계시나 심각한 수준은 아닌 것으로 보입니다.** 스트레스를 해소하기 위해 자신만의 방법을 찾아보는 것이 좋겠습니다.
16~18점	**중간 정도는 스트레스를 받고 있는 것으로 보입니다.** 스트레스를 해소하기 위한 적극적인 노력이 필요하며, 스스로 필요하다고 생각되면 전문가에게 도움을 요청해 보십시오.
19점 이상	**심한 스트레스를 받고 있는 것으로 나타나고 있어 일상생활에서 어려움을 겪고 있을 것으로 판단됩니다.** 가능한 빨리 정신건강 의학과 전문의나 전문상담사의 도움을 받기를 권유드립니다.

출처 : 박준호, 서영석 (2010), 대학생을 대상으로 한 한국판 지각된 스트레스 척도 타당화 연구, 한국심리학회지: 일반, 29(3), 611-629.

2. 청년기 정신건강

1) 정신건강의 개념 및 기준

(1) 정의

예전의 정신건강은 정신질환의 반의어로 사용되다가 건강의 정의가 세계보건기구에 의해 확대되면서 정신건강의 개념도 확대되어 정신건강을 신체적 건강 및 사회적 기능, 행동적 측면에서의 건강문제와 관련짓는 것으로 변화되었다. 이에 세계보건기구(2001)는 정신건강을 개인이 자신의 능력을 깨닫고 삶의 정상적인 스트레스에 대처할 수 있으며 생산적이고 건실하게 일할 수 있고 개인이 속한 사회에 기여할 수 있는 안녕의 상태로 정의하였다.

(2) 정신건강의 기준

정신건강을 위해서는 정신기능의 모든 영역이 조화를 이루어 최적의 정신기능을 하고 생리적, 심리적, 사회적 측면이 상호 심각한 갈등 없이 고유기능을 발휘하며 사회집단과 현실에 적응할 수 있어야 한다. 따라서 정신이 건강한 사람은 자신에 대한 자기인식과 성찰의 가능, 개인의 성장발달 정도와 자아실현, 정신력의 균형 및 갈등에 대처하는 능력, 삶의 철학이 통합된 능력, 사회적 영향으로부터 독립성을 확보한 자기조절능력, 현실에 적합한 지각력, 삶을 살아가고 환경을 지배할 수 있는 능력을 갖고 사회에 적응하며 살아간다(Jahoda, 1958).

정신이 건강하지 못한 사람은 행동, 의식, 사고, 지각, 기억 및 지능에서 변화가 발생하여 사회적 대인관계에서 자신을 잘 통제하지 못하고 전체적인 상황에 대한 이해가 부족하며 현실을 무시하고 자신하고만 소통하는 사고를 보여준다. 또한 외적인 자극이 없음에도 불구하고 환각이나 비슷한 자극에 대한 오해를 하게 되고 더 악화되면 난폭한 행동, 중독, 조울증, 정신분열병, 공황장애, 자살 등의 행동적 측면에서의 문제가 나타날 수 있다.

2) 청년기 스트레스와 정서적 특성

청소년들은 아동이나 성인에 비해 부정적 정서를 더 많이 표출하며 특히 생활사건과 관련하여 부정적 정서를 더 많이 경험하는 것으로 알려져 있다(김태임 외, 2014). 감수성이 예민해지고 고조된 감정을 경험할 뿐만 아니라 정서반응에 일관성이 없으며 변화가 심하고 불안정하며 사건이나 사회적 상황에 매우 민감해져 강한 반응을 보인다. 성적 성숙과 정서적 성숙이 조화를 이루지 못한 채 성욕이 강하여 성행동을 절제하기 어려울 경우 자주 양가감정이 발생하여 의심과 갈등상태가 심해진다. 만능감과 체념, 낙관주의와 비관주의, 사랑과 증오, 관심과 무관심 등으로 감정의 굴곡을 나타내는데 이는 정신적 욕구와 생물학적 요구

사이의 부조화로 인해 정서와 사고가 부딪치기 때문이다. 반면에 행복, 기쁨, 사랑, 애정과 같은 긍정적인 정서반응도 경험하지만 자신의 감정에 대해 명확하게 알지 못하여 혼란스러운 정서반응을 보이기도 한다. 특히 요즘 청년들은 취업스트레스가 가장 크며 그 외에 다양한 원인들로 스트레스를 느낀다. 어떤 사건을 겪은 후에 정신건강에 변화가 발생하는 경우도 있고, 이성 문제, 가족갈등, 경제적 어려움이 반복되면서 무력감을 느끼게 된다. 과거보다 미래의 불확실성이 높아지고 SNS를 통해 다른 사람과 스스로 비교하거나 비교당하는 경우가 많아졌지만 현실적으로 자신이 선택할 수 있는 폭은 매우 좁고 계층 이동의 사다리가 막혀 있다고 여기는 청년들의 경우에는 불안과 상대적 박탈감 및 분노를 더 많이 느낄 수 있다. 그뿐만 아니라 대학에 가거나 사회에 나가게 되면 본인이 결정하고 선택해야 하는 상황이 많아지면서 압박감과 두려움을 느끼게 되는 경우도 증가하게 된다.

이와 같이 청년기에 주로 나타나는 우울, 불안, 외로움, 죄책감, 분노감과 같은 부정적인 감정은 적절할 경우 성숙되는 과정에서 겪는 정상적인 반응으로 볼 수 있지만 심화될 경우 정신질환 발생의 위험성을 높일 수 있다.

(1) 우울감

청년들은 기대나 희망이 좌절될 때 일시적으로 우울함을 느낀다. 주로 주위의 기대에 미치지 못하는 학업 성과, 가정불화, 이성친구와의 이별, 경제적 문제, 취업에 대한 걱정 등으로 우울감이 나타난다. 우울감은 지속적이고 정신과적 응급상황이 발생할 위험이 높은 우울증과는 달리 일시적이고 정신적인 응급상황을 야기하지는 않지만 우울감이 심화되면 수면장애, 사회적 도피, 의욕상실 등이 발생하고 우울증으로 발전할 가능성도 높다. 자가진단도구를 이용하여 자신이 느끼고 있는 감정이 우울감인지, 우울증인지 일차적으로 판별해볼 수 있다(그림 7-2). 측정한 후 자신의 상태에 대해 결과 해석표를 보고 확인해 보자(표 7-2).

(2) 불안

미래에 대한 불확실성의 증가로 인해 생길지도 모르는 불유쾌한 일에 대해 미리 하는 걱정은 불안을 유발한다. 이러한 걱정이 불합리하고 과도하게 발생하거나 습관화된다면 모든 에너지와 관심을 걱정거리에 쏟게 되어 현실생활에 적응하기 어렵게 된다. 하지만 걱정의 원인을 보면 실제적인 것보다는 상상적인 것이 많다. 특히 자신의 능력이 부족하다고 느낄 때, 자신의 외모나 행동에 대한 부정적 평가를 받거나 다른 사람과의 관계 형성 및 유지가 잘 되지 않을 때, 스스로 매력이 없다고 느낄 때, 일신상의 변화가 발생하는 사건을 겪을 때, 실패한 경험을 또 다시 재현하게 될 것 같을 때 불안을 많이 느끼게 된다.

(3) 외로움

청년기는 자신의 생각이 기성세대와 많이 다르기 때문에 기성세대가 자신을 이해하는 것은 불가능하다고 믿는다. 그래서 주위 어른보다는 또래와의 접촉을 더 많이 하게 되는데 만약 대인관계에 미숙하여 또래집단으로부터 소외될 때 극심한 외로움을 느끼게 된다. 그 뿐만 아니라 가족과 따로 사는 청년 1인 가구가 증가함에 따라 가족이나 다른 사람과 함께 있는 시간은 많이 줄어들고 혼자 여가활동을 하는 시간이 늘어나는 것도 청년기 외로움을 증가시키고 있다(노혜진, 2018). 심한 외로움이나 고독은 자살시도의 원인이 되기도 하므로 20대가 경험하는 외로움에 대한 관심이 필요할 것으로 생각된다.

(4) 죄책감

일상생활에서 남들과 다른 가치관을 가졌다고 인식하거나 실제로 그 다름이 노출되었을 때 죄책감에 빠지기 쉽다. 사람마다 각자 다른 환경 속에서 다양한 생활경험을 통해 내면화한 가치관이므로 서로 다를 수밖에 없다. 그렇지만 집단에서 살아가다보면 자신의 가치관으로는 옳지 않다고 생각되는 행동도 스스럼

없이 하는 친구를 묵인하거나 자기 뜻과 상관없이 동조하기도 한다. 이러한 경험을 통해 느끼게 되는 죄책감이 적절하다면 사회적·개인적 통제의 내적 수단으로 유용하게 작동하나 심할 경우 개인적·사회적 발달을 방해할 수 있다.

<그림 7-2> 우울 자가진단도구

이 척도는 일상생활에서 주관적으로 느끼는 스트레스의 정도를 평가하기 위한 척도입니다. 각 문항들을 잘 읽고 지난 1개월 동안 문항에 해당하는 내용을 얼마나 자주 느꼈는지 체크해 주십시오.

1. 평소에는 아무렇지도 않던 일들이 괴롭고 귀찮게 느껴졌다.

○ 극히 드물게(1일 이하) ○ 가끔(1~2일) ○ 자주(3~4일) ○ 거의 대부분(5~7일)

2. 먹고 싶지 않았고 식욕이 없었다.

○ 극히 드물게(1일 이하) ○ 가끔(1~2일) ○ 자주(3~4일) ○ 거의 대부분(5~7일)

3. 어느 누가 도와준다 하더라도 나의 울적한 기분을 떨쳐버릴 수 없을 것 같았다.

○ 극히 드물게(1일 이하) ○ 가끔(1~2일) ○ 자주(3~4일) ○ 거의 대부분(5~7일)

4. 무슨 일을 하든 정신을 집중하기가 어려웠다.

○ 극히 드물게(1일 이하) ○ 가끔(1~2일) ○ 자주(3~4일) ○ 거의 대부분(5~7일)

5. 비교적 잘 지냈다.

○ 극히 드물게(1일 이하) ○ 가끔(1~2일) ○ 자주(3~4일) ○ 거의 대부분(5~7일)

6. 상당히 우울했다.

○ 극히 드물게(1일 이하) ○ 가끔(1~2일) ○ 자주(3~4일) ○ 거의 대부분(5~7일)

7. 모든 일들이 힘들게 느껴졌다.

○ 극히 드물게(1일 이하) ○ 가끔(1~2일) ○ 자주(3~4일) ○ 거의 대부분(5~7일)

8. 앞 일이 암담하게 느껴졌다.

○ 극히 드물게(1일 이하) ○ 가끔(1~2일) ○ 자주(3~4일) ○ 거의 대부분(5~7일)

9. 지금까지의 내 인생은 실패작이라는 생각이 들었다.

○ 극히 드물게(1일 이하) ○ 가끔(1~2일) ○ 자주(3~4일) ○ 거의 대부분(5~7일)

10. 적어도 보통 사람들만큼의 능력은 있었다고 생각한다.

○ 극히 드물게(1일 이하) ○ 가끔(1~2일) ○ 자주(3~4일) ○ 거의 대부분(5~7일)

11. 잠을 설쳤다(잠을 잘 이루지 못했다).

○ 극히 드물게(1일 이하) ○ 가끔(1~2일) ○ 자주(3~4일) ○ 거의 대부분(5~7일)

12. 두려움을 느꼈다.

○ 극히 드물게(1일 이하) ○ 가끔(1~2일) ○ 자주(3~4일) ○ 거의 대부분(5~7일)

13. 평소에 비해 말수가 적었다.

○ 극히 드물게(1일 이하) ○ 가끔(1~2일) ○ 자주(3~4일) ○ 거의 대부분(5~7일)

14. 세상에 홀로 있는 듯한 외로움을 느꼈다.

○ 극히 드물게(1일 이하) ○ 가끔(1~2일) ○ 자주(3~4일) ○ 거의 대부분(5~7일)

15. 큰 불만 없이 생활했다.

○ 극히 드물게(1일 이하) ○ 가끔(1~2일) ○ 자주(3~4일) ○ 거의 대부분(5~7일)

16. 사람들이 나에게 차갑게 대하는 것 같았다.

○ 극히 드물게(1일 이하) ○ 가끔(1~2일) ○ 자주(3~4일) ○ 거의 대부분(5~7일)

17. 갑자기 울음이 나왔다.

○ 극히 드물게(1일 이하) ○ 가끔(1~2일) ○ 자주(3~4일) ○ 거의 대부분(5~7일)

18. 마음이 슬펐다.

○ 극히 드물게(1일 이하) ○ 가끔(1~2일) ○ 자주(3~4일) ○ 거의 대부분(5~7일)

19. 사람들이 나를 싫어하는 것 같았다.

○ 극히 드물게(1일 이하) ○ 가끔(1~2일) ○ 자주(3~4일) ○ 거의 대부분(5~7일)

20. 도무지 뭘 해나갈 엄두가 나지 않았다.

○ 극히 드물게(1일 이하) ○ 가끔(1~2일) ○ 자주(3~4일) ○ 거의 대부분(5~7일)

출처 : 조맹제, 김계희(1993), 주요우울증 환자 예비평가에서 The Center for Epidemiologic Studies Depression Scale(CES-D)의 진단적 타당성 연구, 신경정신의학, 32, 381-399.

<표 7-2> 우울 자가진단결과 해석표

점수	결과해석
0~20점	**귀하는 종종 우울감을 경험하나 정상범위에 속하고 있습니다.** 평소 정기적인 검진과 관리를 통해 우울증을 예방하고 건강한 삶을 유지하시기 바랍니다.
21점 이상	**귀하는 우울증 위험군에 속해 있습니다.** 점수가 높을수록 우울의 정도가 심한 것을 의미합니다. 평소 예방 및 회복을 위해 적극적인 노력과 주변의 도움이 필요합니다. 그러나 스스로의 노력에도 불구하고 호전되지 않는다고 여겨진다면 정신건강의학과 전문의나 전문상담사와의 상담 및 치료가 병행되어야 합니다.

출처 : 조맹제, 김계희(1993), 주요우울증 환자 예비평가에서 The Center for Epidemiologic Studies Depression Scale(CES-D)의 진단적 타당성 연구, 신경정신의학, 32, 381-399.

(5) 분노감

분노는 좌절의 결과로 발생하며 대개 사람이나 사물에 대한 위협, 언어적 공격 혹은 신체적 공격으로 표출된다. 특히 청년들은 최고의 신체적 능력을 가진 상태이므로 분노감의 표출이 자칫 사건이나 사고로 연결되는 경우가 많다. 청년기의 분노감은 자신의 요구가 방해받거나 무시되고 있다고 느낄 때 불쾌감을 제거하기 위해 분출되는데 주로 타인으로부터 모욕을 받았을 때, 친구로부터 배신당했을 때, 불공평한 대접이나 대우를 받았을 때, 당연하다고 생각되는 권리를 인정받지 못했을 때 표출된다. 그리고 사회에서 발생되는 불의나 압박, 간섭 등도 분노를 유발한다. 성숙되어 감에 따라 분노는 신체적인 공격보다는 언어적 공격으로 더 많이 나타난다.

3) 청년기 주요 정신적 문제

(1) 자살

2018년 통계청 자료에 따르면 한국의 자살률은 OECD 회원국 중에서 1, 2위를 할 정도로 높으며 전체 사망 원인 순에서 자살은 거의 5위 내에 포함되었다. 특히 20대의 사망원인 1위는 자살로 다른 연령대보다 자살사망의 비중이 가장 높았으며 자살률은 5년 동안 별다른 변화 없이 인구 10만 명당 16~17명으로 나타나고 있다(그림 7-3). 20대 청년의 자살 원인 중 1위는 정신적 및 정신과적 문제였으며 경제생활 문제, 남녀문제가 그 뒤를 이었다. 취업을 하고 결혼이 가장 많은 30대에서는 자살 원인의 가장 많은 것은 경제생활 문제이고 그 뒤를 정신적 및 정신과적 문제, 가정 문제가 뒤따르고 있다.

이와 같이 20대의 자살률이 낮아지지 않는 것은 청년 실업, 경제적 빈곤 등 주요 원인으로 생각되는 여건들이 나아지지 않으며, 노인층에 비해 20대를 위한 자살예방정책은 다소 부족한 면이 있고, 생애주기과정에서 많은 사건들을 기점으로 바뀌는 새로운 환경에 적응해야 하는 경우가 많아 그로 인한 스트레스가 높기 때문으로 보인다. 또한 성인기에 자살사망자의 대부분이 사망 전에 식사나 수면상태의 변화, 감정상태의 변화, 주변 관계 및 신변 정리, 자살방법에 대한 검색, SNS에 게시한 사진이나 문구의 변경 등으로 경고신호로 보냈지만 주변 사람들이 이를 잘 인지하지 못함으로써 예방하지 못하는 것도 자살률을 감소시키지 못하는 또 하나의 이유가 되고 있다.

2019년 보건복지부에서 시행한 자살실태조사에서 현재의 행복감에 대해 묻는 질문에 매우 행복하거나 약간 행복하다고 대답한 사람은 64.6%이었고, 본인의 정신건강 상태에 대해서 좋다고 답한 사람은 79.2%였다. 이러한 사람들은 자살에 대해 생각한 적이 없다고 응답한 사람에서 더 많았다. 자살률을 감소시키기 위해 정부에서는 자살률 조사의 횟수를 늘리고 필요한 대책을 적시에 수립하기 위해 노력한다. 이러한 국가정책도 중요하나 무엇보다 자살의 원인이 되는 정신적 문제나 정신과적 질환에 대한 치료 및 관리가 잘 이루어져야 하고 낮아신 자살예방에 대한 국민 인식이 높아져야 하며 사회경제적 여건이 안정되어 사람들의 불안과 우울을 감소시켜야 할 것이다. 또한 평소 바람직한 생활습관으로 신체적, 정신적 건강을 잘 유지하고 사회적 관계도 원만하다면 많은 스트레스 인자에 잘 대처하고 이겨냄으로써 삶에 대한 의지를 이어나갈 수 있을 것이다.

<그림 7-3> 2018년 연령대별 자살률

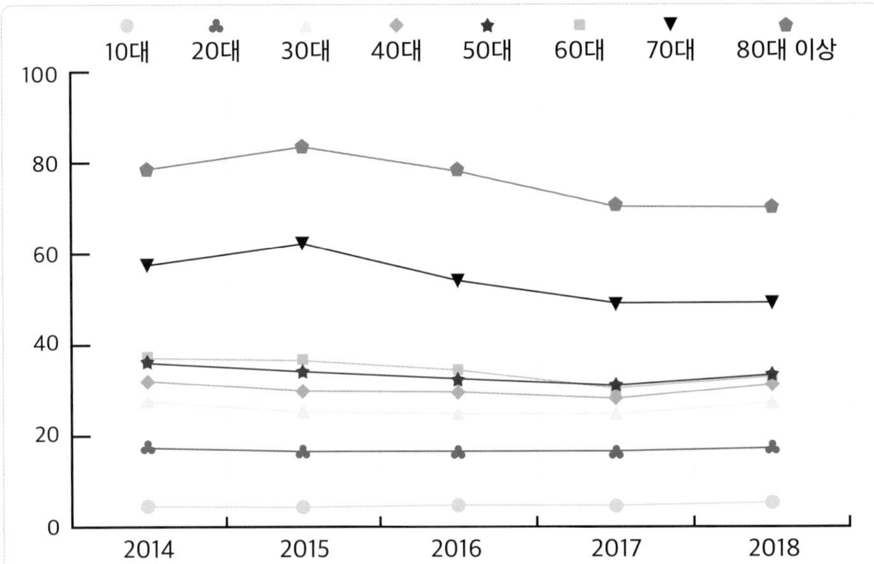

출처 : 통계청, 2018년 사망원인통계, http://www.index.go.kr

(2) 우울증

한국에서 우울증으로 치료받는 국민은 전 연령대에서 점점 증가하는 추세이며 그 중 20대의 우울증 환자는 2015년 이후 현재까지 꾸준하게 증가하고 있는 추세이며, 특히 여성에게서 많이 나타나고 있다(건강보험심사평가원, 2019). 원래 30~40대에 흔한 것으로 알려져 있으나 최근 몇 년간 10대와 20대의 증가율이 높아지면서 전 연령대에서 주의해야 하는 질병 중 하나가 되었다. 우울증은 일시적으로 기분이 저하된 상태가 아니라 생각의 내용, 사고과정, 동기, 의욕, 관심, 행동, 수면, 신체활동 등 전반적인 정신기능이 저하된 상태를 의미한다.

우울증이 발생한 경우 지속적인 우울감이 2주 이상 지속되어 일상생활에 지장을 주며 의욕이 떨어지고 흥미가 저하되어 무엇도 하고 싶지 않은 무기력한 상태가 된다. 그로 인해 생산성이 떨어지고 학업능력이 저하되며 일상적인 기능도 잘 수행할 수 없게 된다. 슬픔, 불행감, 외로움, 절망감, 죄책감, 무가치감 등의 부정적 감정에 빠져들고 주의집중이나 기억하고 생각하는 것을 어려워한다. 우울증과 함께 잘 발생하는 것은 수면장애로 잠을 못 자거나 과다하게 수면하는 모습을 보이며 식욕이 떨어져 체중이 감소하는가 하면 오히려 너무 많이 먹어 살이 찌기도 한다. 심할 경우 자살을 반복적으로 생각하게 되며 때로는 시도하기도 한다. 감정을 잘 드러내지 않는 사람의 경우에는 감정보다는 신체적 증상으로 표현되는 경우가 많다.

원인은 다양한데 생물학적으로는 신경전달물질의 불균형, 특히 세로토닌의 저하로 발생된다고 보며 유전병은 아니나 유전적 특성은 가지고 있다. 보통 생활 및 환경스트레스로 인하여 우울증이 유발되거나 악화되기도 하며 암, 내분비계 질환, 뇌졸중, 약물남용, 불안장애 등의 질환으로 인해 잘 발생하는 것으로 알려져 있다.

우울증 환자는 조기발견해서 치료하면 80% 이상에서 성공적인 치료가 가능하다. 약물요법으로 우울과 불안을 감소시키고 수면을 돕는다. 식욕이 너무 없을 경우에는 식욕촉진제를 사용하는 경우도 있다. 약물요법과 함께 정신분석, 행동치료, 인지행동치료, 대인관계 치료를 통해 부정적 사고를 감소시키고 스트레스 대처 능력을 향상시켜야 한다. 이 외 운동, 이완요법, 명상 등이 일부 환자에게서 효과가 있는 것으로 나타난다. 이와 함께 바람직한 생활습관으로 신체적, 정신적 균형을 잘 유지함으로써 우울증의 발생을 예방할 수도 있다. 우울증 환자가 치료를 잘 이행하는지에 대한 주위 사람들의 관심이 필요하며 우울증이 심할 경우 혼자 두지 않고 가족이나 의미 있는 사람들의 지지가 필요하다.

(3) 불안장애

최근 5년간 불안장애와 공황장애를 경험한 환자 중 20대의 증가율이 1위로 나타날 만큼 불안해하는 청년이 증가하고 있다. 불안은 초조하고 긴장되며 무엇인가 잘못되어 가고 있다는 것을 느끼면서도 이에 여전히 대처하려고 노력한다는 점에서 대처를 포기하는 우울증과 다르다. 또한 불안은 이러한 두려움이 지금 현재 상황이나 사건과 전혀 관련이 없을 것을 인지하고 있지만, 즉 실체가 없음을 인지하지만 이를 통제할 수 없다고 생각한다는 점에서 구체적인 대상이 있는 공포와도 다르다. 20대의 불안장애가 증가하는 원인은 학업이나 취업 등 사회초년기의 어려움에 따른 스트레스의 증가로 추측되며 이는 우울증의 증가와도 관련이 있는 것으로 여겨진다.

적절한 불안은 가벼운 긴장감을 주며 일시적으로 발생한 것이라 곧 해소된다. 하지만 불안장애를 가진 사람은 자극에 의해 교감신경이 흥분되면서 두통, 심박동와 호흡수 증가, 위장관계의 이상 증상 등이 나타나 불편감을 느끼게 되고 걱정이나 두려움, 신체적 증상 때문에 정보를 받아들이고 해석하며 판단하는 기능을 잘 수행하지 못하며 일상생활을 해나가기 어렵게 된다. 불안장애 중 가장 흔한 유형은 범불안장애로 이는 사소하고 일상적인 일에 대한 과도한 걱정과 불안의 지속으로 통제하기 어렵고 이러한 감정적 상태와 관련되어 불면이나 긴장된 자세 등과 같은 다양한 신체증상이 동반된다.

요즘 많이 청년들에게서 많이 발생되고 있는 공황장애는 갑작스럽게 심한 공포가 갑자기 발생한 후 10~15분간 급격하게 악화되었다 진정되는데 이 때 호흡곤란, 답답한 가슴, 심박동수 증가, 발한 능과 같은 신체적 증상과 죽을 것 같은 두려움이 나타난다. 언제 어디서 공황장애가 발생될지 모르므로 환자는 관련되어 있다고 생각되는 장소나 상황을 피하려 하고 교감신경을 흥분시킬 수 있는 활동도 하지 않게 된다. 모든 불안장애를 가진 환자가 우울증으로 이행되지는 않지만 우울증과 불안증은 흔히 동반되며 불안을 줄이기 위해 음주할 경우 알코올 의존증이 발생될 수도 있다.

자신이 불안감을 다른 사람보다 많이, 자주 느끼는 경우 자가진단도구를 통해 확인해보고, 높은 수준의 불안장애가 확인된다면 반드시 전문가와 상담해야 한다(그림 7-4, 표 7-3). 불안장애 치료를 위해 주로 항우울제와 항불안제가 사용되며, 공황장애의 경우 인지행동치료법을 이용하여 인지적 측면에서의 오류를 교정하고 불안을 느끼게 하는 요인에 대한 불안수준을 낮추며 행동교정을 통해 자신의 불안감을 조절할 수 있는 능력을 향상시킨다.

일상생활에서 불안을 느끼게 하는 원인이 있다면 이를 해결하기 위해 행동해야 한다. 예를 들어 수면시간에 부정적 영향을 미치는 카페인의 과도한 섭취나 각성효과가 있는 음료수 및 약물을 자주 사용하는 습관이 있다면 교정해야 하며, 비만에 대한 외부의 평가로 인해 불안을 느낀다면 정확히 평가하여 실제 비만으로 판단될 경우 이를 교정하기 위해 생활습관을 개선해야 할 것이다.

<그림 7-4> 불안 자가진단도구

이 척도는 성인의 불안 상태를 측정하는 도구로, 특수한 상황을 바로 그 순간에 어떻게 느끼는가를 묻는 20개 문항으로 구성되어 있습니다.
각 문항들을 잘 읽고 당신이 지금 이 순간에 바로 느끼고 있는 상태를 가장 잘 나타내주는 문항에 체크해 주시기 바랍니다.

1. 나는 마음이 차분하다.

○ 전혀 그렇지 않다 ○ 조금 그렇다 ○ 보통으로 그렇다 ○ 대단히 그렇다

2. 나는 마음이 든든하다.

○ 전혀 그렇지 않다 ○ 조금 그렇다 ○ 보통으로 그렇다 ○ 대단히 그렇다

3. 나는 긴장되어 있다.

○ 전혀 그렇지 않다 ○ 조금 그렇다 ○ 보통으로 그렇다 ○ 대단히 그렇다

4. 나는 후회스럽고 서운하다.

○ 전혀 그렇지 않다 ○ 조금 그렇다 ○ 보통으로 그렇다 ○ 대단히 그렇다

5. 나는 마음이 편하다.

○ 전혀 그렇지 않다　　○ 조금 그렇다　　○ 보통으로 그렇다　　○ 대단히 그렇다

6. 나는 당황해서 어찌할 바를 모르겠다.

○ 전혀 그렇지 않다　　○ 조금 그렇다　　○ 보통으로 그렇다　　○ 대단히 그렇다

7. 나는 앞으로 불행이 있을까 걱정하고 있다.

○ 전혀 그렇지 않다　　○ 조금 그렇다　　○ 보통으로 그렇다　　○ 대단히 그렇다

8. 나는 마음이 놓인다.

○ 전혀 그렇지 않다　　○ 조금 그렇다　　○ 보통으로 그렇다　　○ 대단히 그렇다

9. 나는 불안하다.

○ 전혀 그렇지 않다　　○ 조금 그렇다　　○ 보통으로 그렇다　　○ 대단히 그렇다

10. 나는 편안하게 느낀다.

○ 전혀 그렇지 않다　　○ 조금 그렇다　　○ 보통으로 그렇다　　○ 대단히 그렇다

11. 나는 자신감이 있다.

○ 전혀 그렇지 않다　　○ 조금 그렇다　　○ 보통으로 그렇다　　○ 대단히 그렇다

12. 나는 짜증스럽다.

○ 전혀 그렇지 않다　　○ 조금 그렇다　　○ 보통으로 그렇다　　○ 대단히 그렇다

13. 나는 마음이 조마조마하다.

○ 전혀 그렇지 않다　　○ 조금 그렇다　　○ 보통으로 그렇다　　○ 대단히 그렇다

14. 나는 극도로 긴장되어 있다.

○ 전혀 그렇지 않다　　○ 조금 그렇다　　○ 보통으로 그렇다　　○ 대단히 그렇다

15. 내 마음은 긴장이 풀려 푸근하다.

○ 전혀 그렇지 않다　　○ 조금 그렇다　　○ 보통으로 그렇다　　○ 대단히 그렇다

16. 나는 만족스럽다.

○ 전혀 그렇지 않다　　○ 조금 그렇다　　○ 보통으로 그렇다　　○ 대단히 그렇다

17. 나는 걱정하고 있다.

○ 전혀 그렇지 않다 ○ 조금 그렇다 ○ 보통으로 그렇다 ○ 대단히 그렇다

18. 나는 흥분되어 어쩔 줄 모른다.

○ 전혀 그렇지 않다 ○ 조금 그렇다 ○ 보통으로 그렇다 ○ 대단히 그렇다

19. 나는 즐겁다.

○ 전혀 그렇지 않다 ○ 조금 그렇다 ○ 보통으로 그렇다 ○ 대단히 그렇다

20. 나는 기분이 좋다.

○ 전혀 그렇지 않다 ○ 조금 그렇다 ○ 보통으로 그렇다 ○ 대단히 그렇다

출처 : 한국판-김정택(1978), 특성불안과 사회성과의 관계 : Spielberger의 STAI를 중심으로, 고려대학교 대학원 석사학위논문. 원판- Spielberger, C. D.(1970), Manual for the State-Trait Anxiety Inventory, Palo alto, CA, Consulting Psychologist Press.

<표 7-3> 불안 자가진단결과 해석표

점수	결과해석
0~51점	**당신의 상태불안 수준은 정상입니다.**
52~56점	**경미한 불안 증세가 있는 것으로 보입니다.** 당장 치료가 필요하지는 않지만 항상 주의하시고, 수시로 검사를 해서 자신의 상태를 체크해 보는 것이 좋습니다.
56~61점	**상태불안 수준이 다소 높은 것으로 보입니다.** 휴식, 취미활동 등 심리적 이완을 통해 스트레스를 조절하고 관리하는 것이 좋으며, 스스로 제어할 수 없는 불안의 경우에는 정신건강의학과 전문의나 전문상담사의 도움이 필요합니다.
62점 이상	**상태불안 수준이 매우 높습니다.** 만약 이러한 불안상태가 수개월 지속되어 일상생활에 어려움을 경험하고 계시다면, 가능한 빨리 정신건강의학과 전문의나 전문상담사의 도움을 받는 것이 좋습니다.

출처 : 한국판-김정택(1978), 특성불안과 사회성과의 관계 : Spielberger의 STAI를 중심으로, 고려대학교 대학원 석사학위논문. 원판- Spielberger, C. D.(1970), Manual for the State-Trait Anxiety Inventory, Palo alto, CA, Consulting Psychologist Press.

8장 건강한 삶

1. 긍정적인 삶과 건강
2. 환경과 건강
3. 안전과 건강
4. 건강한 삶을 위한 관리

8장 건강한 삶

1. 긍정적인 삶과 건강

1) 행복의 개념

누구나 행복해지기를 원하지만 행복이 무엇인지 물으면 제대로 명쾌하게 답하기는 어렵다. 맛있는 음식을 먹고 여행을 다니면 행복할까? 그에 대한 답은 개인마다 다를 것이다. 표준국어대사전을 보면 행복을 '복된 좋은 운수'로 정의하지만 근대의 프로이드나 칸트도 행복이란 주관적이고 일관되게 말할 수 없는 것이라고 정의할 만큼 행복은 명확한 개념이나 동일한 기준을 가지기는 어려운 단어이다. 현대의 물질지향적 사회에서 사람들은 돈이나 경제력이 많을수록 행복할지에 대한 의문을 가지고 행복을 나름대로 정의하기도 한다.

행복은 살아가면서 이루어야 할 궁극적인 목표로 생각되거나 그냥 지금, 그리고 여기에 존재하는 무언가로 여겨지고 있다. 중요한 것은 모든 사람들이 행복해지기 위해 친구를 사귀고 결혼을 하며 아이를 낳고 일을 하며 취미생활을 즐기는 등 많은 노력을 기울인다는 것이다. 이는 곧 행복이란 것이 가만히 있으면 오는 것이 아니라 노력해야만 얻을 수 있는 것으로 사람들이 인식하고 있기 때문이다. 또한 사람들이 생각하는 행복이 단순히 슬픔이 없는 상태가 아니라는 것을 의미하기도 한다. 이에 대해 긍정심리학자인 Seligman(2002)은 절대 강점과 미덕을 바탕으로 긍정정서를 키우고 일에 몰입하여 즐기며 삶의 의미를 깨닫고 성취하는 삶이 행복을 넘어 의미 있는 삶이라고 제시하고 있다.

2) 긍정심리와 행복

개인의 행복을 결정하는 요인들로 이미 설정되어 있는 행복설정점, 삶의 상황에 의해 결정되는 행복, 자발적인 행동에 의해 귀속될 수 있는 행복이 있다(Lyubomirsky, 2008). 이를 공식으로 나타내면 다음과 같다.

$$H = S + C + V$$

이 공식은 지속적인 행복수준(H)은 이미 설정된 행복설정점(S)과 외적환경인 삶의 상황(C), 내적 환경인 자발적 행동(V)이 각각 이룬 행복을 모두 합쳤을 때 얻게 된다고 제시한다. 이미 설정되어 있는 행복설정점은 유전적 특성, 행복 자동조절기, 쾌락의 늪이 작용하면서 주로 행복을 증가시키지는 못하고 감소시키는 역할을 한다. 삶의 상황은 돈, 결혼, 사회생활, 부정정서, 나이, 건강, 교육, 날씨, 인종, 성, 종교 등 사람에 따라 행복을 증진시킬 수도 감소시킬 수도 있는 영역으로 상황을 바꾸는 것은 힘들고 비용이 많이 들지만 불가능하지는 않다. 자발적 행동은 자신의 내부에 있는 긍정정서를 키우는 일로 과거의 일에 대해서는 감사하는 마음으로 긍정적 기억을 강화시키고 현재 일상에서 쾌락을 느낄 수 있는 일들을 종종 하면서 현재를 음미하고 자신의 강점을 사용하여 무언가에 몰입함으로써 만족감을 느끼며 미래에 대한 낙관적 생각과 희망을 가진다. 이러한 긍정심리를 향상시켜서 삶의 다양한 영역에서 자신의 대표강점을 활용하고 미덕을 발휘함으로써 행복한 삶을 만들 수 있다(Seligman, 2002).

사람들은 쾌락과 만족을 동일하게 생각함으로써 물질로 인해 얻는 즐거움과 육체적 쾌락을 만족스러운 삶이라고 착각할 수 있다. 쾌락적인 삶은 긍정정서를 느끼는 데는 도움이 되지만 타인을 돕거나 자신의 일에 몰입함으로써 얻는 목적과 의미가 내포된 내적인 만족은 주지 못한다. 우리가 추구하는 행복은 자신의 강점을 잘 발휘하고 결점에는 집착하지 않음으로써 참되고 풍요로운 삶의 만족을 얻는 삶 속에서 찾을 수 있다.

3) 행복한 삶을 위한 행동

행복을 결정하는 영역 중 사람이 만들어낼 수 있는 행복은 자발적이고 의도적인 행동에 의한 것이다. 이 영역에서 사람은 더 행복해지기 위한 일을 할 수 있다(Matin & Dana, 2017). 행복을 증진시키기 위해 할 수 있는 일들은 다음과 같다.

- **물질을 성공과 동일시하지 말고 비물질적인 경험의 즐거움을 인식하라.**
- **성공의 사다리를 오르기 위해 한 두 단계 위의 사람과 비교하지 말라. 그보다는 자신보다 덜 가진 사람과 비교하여 소박한 축복들을 경험하라.**
- **현재의 순간을 음미하고 자주 감사를 표하라.**
- **내가 매일 하고 있는 일에서 어떤 일을 할 때 최고로 몰입할 수 있는지 찾고, 그 일을 자주 하라.**
- **시작한 일은 끝까지 하되 완벽할 필요는 없다. 하지만 하는 중에는 그것을 온전히 경험하라.**
- **개인적 만족감을 높이는 취미를 찾아라.**
- **가족과의 연결을 더 단단히 만들어라.**
- **자신으로부터 주의를 돌리고 남을 도움으로써 행복해지는 활동을 하라.**
- **집단을 구성하고 우정을 구축하여 형성된 친밀한 관계를 즐겨라.**
- **불행을 인식했다면 그에 대해 필요한 무언가를 하라.**

이 외에도 행복증진을 위해 할 수 있는 일은 개인에 따라 더 많을 수도 있다. 하지만 행복해지려고 아등바등 노력하다 보면 오히려 스쳐가는 행복한 순간들을 놓칠 수 있으며 자신이 항상 행복하지 않다고 생각할 수도 있다. 행복한 삶에 대한 명확한 답은 없지만 사람이 관계, 일이나 경력, 건강, 오락이나 레저 등 삶의 모든 영역에서 긍정정서를 가지고 일을 즐기며 삶의 의미를 깨닫는 과정에서 목적을 성취한다면, 의미 있고 충만한 삶을 살았으며 진정한 삶의 가치를 깨달은 자로 여겨질 것이다(Seligman, 2002). 어떤 사건에 대해 미리 걱정하고 실체도 없는 무언가에 불안해하기 보다는 지금 이 순간에서 자신이 할 수 있는 것을 최선을 다하고 그 결과가 성공이든 실패든 그러한 과정 자체가 자신의 삶에 주는 즐거움과 의미에 대해 생각해 보는 것이 중요하다.

2. 환경과 건강

1) 환경오염의 종류

환경오염은 인간의 생산 활동과 수송활동 및 인간 활동에 의해 유발된다. 수질오염, 토양오염, 소음, 진동, 악취 등이 발생하여 환경을 손상시키고 인간의 일상생활과 건강에도 유해한 영향을 미치고 있다. 현재 환경오염은 물질이 다양해지고 환경의 자정능력을 초과하는 오염의 누적이 발생되고 있으며 생활환경과 가까운 곳에서 오염물질을 배출하는 곳이 다양해졌고 지역적인 오염이 다른 지역으로 확대되는 광역화 현상이 특징적이다.

(1) 대기오염

대기오염은 1950년대 영국 스모그로 인한 대규모 사상자가 발생하면서 그 심각성이 널리 알려졌다. 매년 미세먼지로 인해 국민들이 겪는 건강문제와 일상생활에서의 불편함은 증가하고 있다. 대기는 국경도 없어 오염이 널리 퍼질 수 있으므로 대기오염을 줄이고 방지하는 일은 인간 생존을 위해 모든 나라에서 공통적으로 적용되어야 하는 정책이다. 국가에서 지속적으로 감시하는 대기오염원은 미세먼지와 초미세먼지, 오존, 아황산가스, 일산화탄소, 이산화질소이며, 이들은 주로 호흡기와 심혈관계에 유해한 영향을 미친다(에어코리아, http://www.airkorea.or.kr).

① 미세먼지(PM_{10})와 초미세먼지($PM_{2.5}$)

미세먼지는 직경에 따라 PM_{10}과 $PM_{2.5}$로 구분한다. 미세먼지는 공기 중 고체상태와 액체상태의 입자의 혼합물로 배출되며 자연적으로 생성되거나 사업장 연소, 자동차 연료 연소, 생물성 연소 과정 등 특정 배출원으로부터 인위적으로 발생된다. $PM_{2.5}$의 상당량은 황산화물(SOx), 질소산화물(NOx), 암모니아(NH_3), 휘발성 유기화학물(VOCs) 등의 전구물질이 대기 중의 특정 조건에서 반응함으로써 2차적으로 생성된다. 미세먼지는 호흡기계 질병을 악화시키고, 폐기능의 저하를 초래한다. 특히 $PM_{2.5}$는 흡입 시 폐포까지 직접 침투하여 천식이나 폐질환의 유병률과 조기사망률을 증가시킨다.

② 오존(O_3)

오존은 대기 중에 배출된 NOx와 휘발성유기화합물 등이 자외선과 광화학반응을 일으켜 생성된 2차 오염물질이다. 전구물질은 자동차, 화학공장, 정유공장과 같은 산업시설과 자연적 생성 등 다양한 배출원에서 발생된다.

오존에 반복 또는 장기간 노출 시 가슴 통증, 기침, 메스꺼움, 목 자극, 소화기능 등에 영향을 미치며 심장질환이나 기관지염, 폐기종, 천식과 같은 호흡기 질환을 악화시키고, 폐활량을 감소시킬 수 있다. 특히 기관지 천식 환자나 호흡기 질환자에게 심각한 영향을 미치므로 오존이 높은 경우 노출되지 않도록 주의해야 한다.

③ 아황산가스(SO_2)

물에 잘 녹는 무색의 자극적인 냄새가 나는 불연성 가스로, 천연으로는 화산, 온천 외에 존재하며 석탄, 석유 등의 화석연료가 연소될 때 인위적으로 배출된다. 고농도의 아황산가스는 옥외 활동이 많고 천식에 있는 환자에게 일시적인 호흡장애를 일으킬 수 있고 호흡기계 질환을 발생시키거나 심장혈관 질환을 악화시킬 수 있다. 질소산화물과 함께 산성비의 주요 원인 물질이다.

④ 일산화탄소(CO)

일산화탄소는 무색, 무취의 유독성 가스로서 연료 속 탄소성분이 불완전 연소되었을 때 발생한다. 배출원은 주로 수송부문, 산업장에서의 연료연소, 산불, 주방, 담배연기, 지역난방 등이다. 일산화탄소는 혈액 중 산소운반 역할을 하는 헤모글로빈을 카르복실헤모글로빈으로 변성시켜 산소의 운반기능을 저하시킨다. 고농도일 경우 독성작용을 발생시킨다.

⑤ 이산화질소(NO_2)

이산화질소는 대기 중에서 일산화질소의 산화에 의해서 발생하며, 대기 중에 휘발성 유기화합물과 반응하여 오존을 생성한다. 주로 자동차, 발전소와 같은 고온 연소공정과 화학물질 제조공정에서 발생하며 자연적으로는 토양중의 세균에 의해 생성된다. 고농도의 이산화질소에 노출되면 만성 기관지염, 폐렴, 폐출혈, 폐수종이 발생할 수 있다.

(2) 수질 및 토양오염

수질오염의 심각성은 식수나 수산물을 통해 오염물질이 신체에 영향을 미칠 수 있으며 오염의 영역이 광범위해질 수 있다는 점에서 비롯된다. 예전에 낙동강의 페놀 오염 사건이나 메틸수은으로 인한 미나마타병, 카드뮴에 의한 이타이 이타이병의 발생은 수질오염에 대한 경각심을 높여주었다. 물에 유기물이나 영양염류가 대량 들어올 경우 부패하거나 플랑크톤이 이상 번식함으로써 산소가 적어지면서 생기는 수괴가 발생하여 적조나 청조의 원인이 되어 상수원이나 어패류에 막대한 피해를 주게 된다. 또한 수질오염이나 대기오염은 토양 오염과도 연관성이 많으므로 이러한 오염들이 함께 발생함으로써 생물체에 큰 해를 입히기도 한다. 수질과 토양을 오염시키는 물질이 인체 내로 흡수되면 청색증과 빈혈(벤젠, 수은, 납), 피부질환(비소), 신경계 독성(납, 수은, 알루미늄), 신장 독성(카드뮴, 납, 수은), 내분비 장애(납, 수은, 카드뮴, DDT, 다이옥신), 암(벤젠, 비소, 라돈, 석면) 등을 초래할 수 있다. 주요 배출원은 다음과 같다.

- **생활하수** : 합성세제의 사용, 축산물 오수 등 높은 소비생활과 각종 산업 활동의 결과로 배출되는 폐수
- **식품폐수** : 축산물, 수산물, 농산물의 가공, 통조림 및 유제품 제조, 양조, 청량음료 제조 등 주로 식품의 가공·제조 과정에서 발생하는 폐수
- **공장폐수** : 공장 등과 같이 산업장에서 배출되는 독성 성분이 많은 폐수
- **기름오염** : 해양으로 유입되는 기름
- **중금속** : 납이나 카드뮴과 같은 중금속
- **도축장폐수** : 가축의 도살, 내장 해체, 세정 등의 작업 공정에서 배출되는 폐수

(3) 소음

소음은 인간에게 정신적, 심리적으로 해로운 스트레스 인자로 작용하는 오염물 중의 하나로 볼 수 있다. 특히 요즈음은 층간소음과 같은 생활소음이 문제가 되고 있으며 이로 인해 이웃 간의 갈등이 심해지고 다툼이 일어나고 있다. 소음의 주요 배출원은 환경소음, 철도소음, 도로진동, 항공기소음, 층간소음, 기계소음 등과 같은 인공소음이다(국가소음정보시스템, http://www.noiseinfo.or.kr).

소음이 인체에 미치는 영향은 다양한데, 생리적으로는 교감신경과 내분비계를 자극하여 근육을 긴장시키고 타액 분비를 억제하며 맥박 및 호흡을 증가시키는 등의 반응을 일으킨다. 심리적으로는 불쾌감과 같은 부정적 감정을 발생시키고 수면장애, 사고나 집중력 장애, 불안 등을 유발할 수 있다. 신체적으로는 지속적인 노출 시 청력이 손상될 수 있다.

(4) 환경호르몬

환경호르몬은 인간의 산업 활동을 통해 생성 및 방출된 화학물질로서, 체내에 유입되어 정상적인 호르몬이 우리 몸에서 만들어지거나 작용하는 것을 방해하여 사람의 건강과 생식작용에 영향을 주는 화학물질이다. 현재 세계생태보전기금 목록에는 다이옥신류, 농약류, 비스페놀 A, 벤조피렌, 중금속, 프탈레이트 등 67종의 화학물질이 등록되어 있다.

주요 오염물질로는 산업용 화학물질(비스페놀 A, 스틸엔 이성체 등), 농약류(DDT), 유기금속류, 다이옥신, 식품첨가제, 의약품으로 사용되는 합성 에스트로겐 등이 있다. 실외보다 실내공간이나 물건에서 배출되는 경우가 많아 일상생활에서 노출될 위험성이 매우 높다. 또한 쉽게 분해되지 않고 생체 내에 장기간 잔류하며 농축되는 특성을 가지고 있다. 이들은 주로 플라스틱 제품, 일회용품, 인스턴트 제품의 용기 등으로부터 배출된다.

환경호르몬은 호르몬과 유사하게 작용하거나 수용체 결합부위를 봉쇄하거나 수용체와 결합하여 생체에 해로운 대사 작용을 유발하는 기전으로 신체의 조절기능에 영향을 미친다. 환경호르몬이 인체에 미치는 영향은 아직 확실히 규명되지 않았으나 내분비계의 기능에 영향 미쳐 생식기 장애 또는 신경계 장애를 유발하거나 면역세포의 이상분화로 인한 면역계 장애를 초래하는 것으로 알려져 있다.

2) 환경오염의 방지

환경오염을 방지하기 위한 가장 좋은 방법은 오염원을 만들거나 배출하지 않는 것이다. 하지만 인간이 의식주를 해결하고 일상생활을 영위하기 위해서는 많은 음식이나 물건들이 필요하므로 오염원을 아예 생성하지 않는다는 것은 불가능하다. 하지만 기후로 인한 태풍, 지진, 홍수, 가뭄 등의 대규모 재난이 발생하면서 국가들은 국제기구세계녹색기후기구와 같은 단체를 만들어 기후환경헌법을 제정하고 각 나라를 회원국으로 가입시켜 저탄소녹색실천을 나라마다 실천하도록 진행하고 있다. 이제 환경오염을 방지하는 일은 한 국가뿐만 아니라 세계 모든 나라들의 공동책임이 되었으며 이러한 상황에서 국가는 환경오염정책을 체계적이고 구체적으로 세워 현실화될 수 있도록 해나가야 하며 개인은 환경오염을 막기 위한 조그마한 노력부터 실천해야 한다.

(1) 대기오염의 방지

대기오염을 방지하기 위해서는 대기오염 현황을 파악하고 이러한 자료를 전산화시킴으로써 단기적, 장기적 모니터링을 통해 현실적으로 효과가 있는 정책이 수립되어야 한다. 또한 환경오염원을 방출하는 공장에 대기오염방지시설을 갖추도록 하되 이에 대한 감시를 철저하게 해야 한다. 개인적 차원에서는 한국환경공단에서 운영하는 에어코리아(http://www.airkorea.or.kr)나 시중의 미세먼지를 알려주는 어플리케이션을 이용하여 대기오염 정도를 지속적으로 모니터링하며 대기오염 방지 정책에 협조하도록 노력한다. 가능한 대중교통을 이용하거나 가까운 거리에서는 자전거를 타며 차량 2부제와 같은 제도에 동참해야 한다. 그리고 생활쓰레기나 일회용품의 사용을 줄임으로써 이들을 폐기시킬 때 발생되는 오염물질이 생산을 감소시키며 필요한 양의 전기나 물을 사용함으로써 이들을 생산할 때 생성되는 오염물질을 줄이도록 한다. 또한 농촌에서 쓰레기를 무단으로 태우는 일이 없도록 관리한다. 나무를 심는 것도 대기오염을 감소시키는 좋은 방법 중 하나이다.

(2) 수질 및 토양오염의 방지

수질오염을 방지하기 위해 오염원이 되는 장소들에서 폐수를 방류하는지 관리감독을 철저히 하고 가정에서는 물을 아껴 쓰기 위한 다양한 방법들을 사용하여 가능한 필요한 양만 생활폐수로 배출하도록 노력해야 한다. 산업폐수나 생활폐수 등에 대해 하수 및 폐수 처리시설을 완비하고 수질오염에 대한 지속적인 모니터링이 필요하다. 또한 무분별한 개발을 줄임으로써 강이나 바다의 생태계가 혼란되어 자기정화능력을 잃지 않도록 하는 것도 매우 중요하다. 수질관리를 철저하게 하여 수돗물의 급수를 잘 유지하여 국민들의 생수 사용을 감소시키고 급격하게 줄어드는 수자원을 관리해야 한다.

토양오염을 방지하려면 가정과 산업현장에서 버리는 폐기물을 철저하게 관리해야 하며 농약을 적절량 사용하고 가능한 유기질 비료를 사용함으로써 토지의 산성화를 막아야 한다. 토양오염은 잘 보이지 않고 이차적으로는 지하수의 오염을 유발하므로 사전 관리가 매우 중요하다.

(3) 소음 및 환경호르몬에 대한 대책

소음에 대한 대책으로는 법에 따른 소음기준을 준수하고 소음을 적게 발생시키는 기계를 사용하거나 소음기를 부착하고 차량의 속도 및 경적의 사용을 제한한다. 또한 공장단지와 주거단지를 분리하거나 차음벽을 설치함으로써 소음이 확산되는 것을 막고 층간소음을 방지하기 위한 물품을 사용하여 시공한다. 국가소음정보시스템(http://www.noiseinfo.or.kr)에서는 소음과 관련된 기준, 실시간 지역별 소음이나 소음 종류별로 필요한 정보를 제공하고 있으며 층간소음으로 인한 이웃 갈등의 중재를 요청할 수 있는 센터를 운영하고 있다.

환경호르몬을 줄이기 위한 대책은 장바구니나 텀블러를 사용함으로써 쓰레기 배출을 최소화하고 환경호르몬이 많은 영수증이나 번호대기표, 물병이나 음료수병의 코딩제 등과 접촉을 최소화하는 것이다. 또한 철저한 분리수거로 쓰레기의 재활용을 증가시켜야 한다.

3) 환경오염과 삶의 질

환경은 인간을 둘러싸고 상호작용하는 체계로, 역사적으로 환경위생이 유지되지 않는 상황으로 발생된 건강문제나 질병의 예는 수없이 많다. 생물학적, 물리적, 화학적 환경은 인간의 유전적 요인이나 체질, 연령, 영양 상태와 같은 후천적 요인들과 상호작용하면서 인간의 건강에 영향을 미친다. 세계보건기구는 2019년에 발표한 '건강한 환경을 통한 질병예방' 보고서에서 2012년 건강에 해로운 환경에서 생활하거나 일한 사람들 중 1,260만 명이 사망했고 이는 전체 사망자의 23%를 차지하며 사망과 장애를 포함할 경우 환경으로 인한 전 세계의 질병부담은 22%인 것으로 나타났다. 조사한 질병들과 사고 중 85개가 환경과 관련이 있는 것으로 밝혀졌으며 뇌졸중, 허혈성 심질환, 설사, 하기도 감염, 만성폐쇄성 폐질환. 당뇨병, 암, 편두통, 골다공증, 등 및 목의 통증 등과 같은 신체적 질병과 조울증, 불안증, 알코올 및 약물 중독 등과 같은 정신적 질병이 관련성이 높았다.

환경오염으로 인한 건강문제는 대기오염으로 인한 심혈관계 및 호흡기계 질환의 발생과 악화가 가장 잘 알려져 있고 자외선 노출에 의한 피부암이나 피부노화, 백내장 등도 이미 많이 알려진 질환이다. 치사율이 높지는 않지만 사람의 일상생활에 불편함을 느끼도록 만드는 질환으로 알레르기와 아토피 피부염이 있다. 이러한 질환은 치료를 한다고 해도 완치되는 것이 아니라 외부항원에 노출 시 다시 재발되어 오랜 기간 동안 사람을 괴롭히며 삶의 질을 떨어뜨린다. 이러한 질환의 발생과 악화를 감소시키고 오염원에의 노출을 줄이기 위해서는 오염이 심한 경우 외부활동을 자제하고 필요 시 마스크를 착용하며, 실내 공기 질을 관리하고 알레르기를 일으키는 식품류는 피하는 등 일상생활 속에서 예방행위를 실천해야 한다.

환경오염이 건강에 미치는 영향이 증가할수록 사람들은 피하거나 해야 하는 행동 수칙이 늘어나고 질병으로 인해 건강수명이 줄어드는 어려움을 겪겠지만, 그럼에도 불구하고 합리적으로 변화시킬 수 없다는 점에서 환경은 인간의 건강 관리능력을 벗어난 영역이라 볼 수 있다. 따라서 개인, 지역사회 나아가 모든 나라는 환경이 더 이상 나빠지지 않도록 실천할 수 있는 방안을 강구하여 행동으로 옮겨야 할 것이다.

3. 안전과 건강

1) 한국의 안전사고 실태

매일 뉴스에서는 다양한 종류의 사고에 대한 소식이 들려온다. 안전에 관한 사람들의 관심이 많고 여러 가지 안전을 위한 정책들을 펼침에도 불구하고 화학약품 공장의 화재, 공사장의 안전불감증으로 인한 추락사고, 블랙아이스로 인한 대형 교통사고 등 사고가 끊이지 않는다. 행정안전부의 2018년 안전사고에 대한 실태조사에 따르면 매년 화재, 붕괴, 교통사고 등 23개 유형의 사고가 발생했는데 최근 10년 중 사고발생률과 인명피해가 가장 높았던 2015년 이후 감소하다가 2018년에 다소 증가하였다. 사고의 유형으로는 늘 많이 발생하던 도로교통사고와 산불은 감소했지만 물에 의한 사고, 외상 사고, 환경오염 사고 등은 증가하는 양상을 보인다(그림 8-1).

<그림 8-1> 한국 안전사고발생 현황

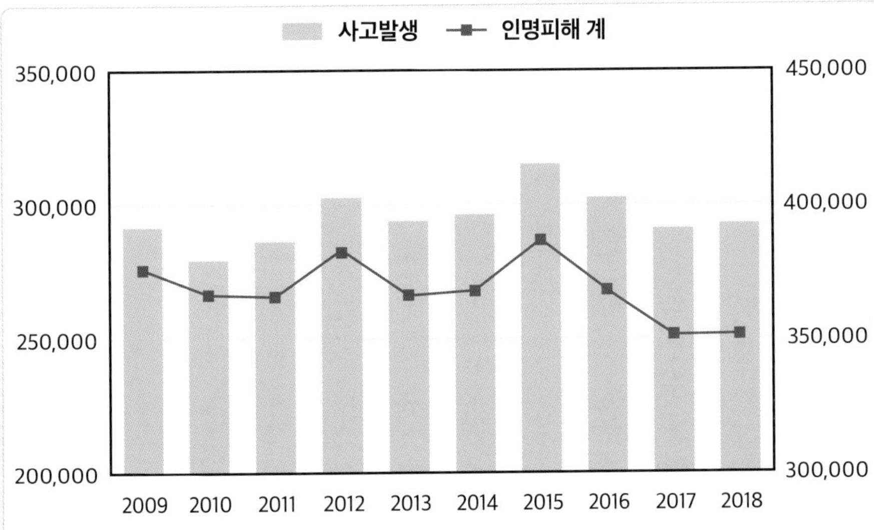

출처 : 행정안전부, 2018 재난연감, https://www.mois.go.kr

2) 안전사고 예방

발생되어서는 안 될 사고들이 일어나면서 사람들의 안전에 대한 관심은 높아졌지만 안전불감증이란 말이 나올 정도로 안전에 대한 교육수준과 인식의 변화는 그 만큼 빠르게 개선되지 않고 있다. 안전사고를 예방하는 데 안전교육은 가장 좋은 방법이다. 행정안전부에서는 안전교육을 효과적으로 제공하기 위해 생애주기별 안전교육지도를 이용하여 자신에게 필요한 안전교육 항목을 골라 동영상과 각종 자료를 통해 자가 학습이 가능하도록 국민안전교육 홈페이지(http://kasem.safekorea.go.kr)를 운영하고 있다. 여기에는 다양한 기관에서 운영하는 초등학생부터 노년기까지 받을 수 있는 체험교육에 대한 내용을 안내하고 있으므로 체험프로그램을 선택하여 참여함으로써 자신에게 필요한 안전 행동을 체득할 수도 있다.

사람들의 안전에 대한 인식 개선과 함께 안전한 환경을 만들기 위한 사회의 노력도 필요하다. 정부는 위험한 곳에서 일하는 사람들의 환경에 대한 안전지침 준수여부를 철저히 감독해야 하며 도로나 보행로, 공원과 같은 사람들이 일상적으로 이용하는 시설에 대한 안전에 대한 점검도 계속 이루어져야 한다. 이러한 정책은 매년 행정안전통계연감을 통한 항목별 지역안전등급 평가와 지역별로 장소별 생활안전사고의 발생에 대한 정보를 기반으로 수립되어 시행되어야 하며 현장의 실제적인 위험을 반영하여 현실적으로 도움이 되는 정책이 이루어져야 할 것이다.

3) 안전과 삶의 질

안전한 환경은 인간이 살아가는 데 필수적인 조건이다. 사람이 자신을 둘러싼 환경에서 위험한 요인으로 인해 안전을 위협받고 살아간다면 불안해서 일상생활을 제대로 수행할 수가 없다. 또한 사고로 인한 손상은 건강행동을 하던 개인을 질병행동을 하도록 만듦으로써 사회적 역할을 수행하지 못하게 하거나 방해할 수 있다. 손상된 부분으로 인해 자율적이고 독립적인 생활이 영위되지 않는다면 개인의 삶의 질은 순식간에 낮아진다. 따라서 안전사고를 예방하는 것은 건강하게 살아가는 것뿐만 아니라 질 높은 삶을 누리는 데 매우 중요한 실천이다.

개인을 위험하게 만들 수도 있는 환경적 요인들이 많은 현대에서 이러한 요인들을 모두 피하며 살아간다는 것은 거의 불가능에 가깝다. 특히 청년기는 외부활동이 많아지고 자신의 안전에 대해 스스로가 책임지는 시기이므로 안전에 대해 늘 인식하고 안전수칙에 맞게 행동한다면 위험한 사고가 발생할 수 있는 가능성은 낮아질 수 있다. 사고로 인한 손상 없이 건강수명을 충분히 누리며 살아가기 위해서는 안전에 대한 생활습관을 형성하여야 하며 이는 자신뿐만 아니라 타인의 안전도 함께 배려하는 습관이 될 것이다.

4. 건강한 삶을 위한 관리

건강한 삶을 위해서는 청년들은 어떻게 살아가야 할까? 이러한 질문에 대한 답을 찾기 위해 1장부터 7장을 통해 다양한 측면에서 건강과 관련된 요인들을 파악하고 이들이 건강에 미치는 영향과 이를 예방하기 위한 방법들을 살펴보았다. 이들을 기반으로 건강하게 살기 위해 청년기에 해야 할 건강행동에 대해 신체적, 정신적, 사회적으로 나누어 정리해 보자.

1) 신체적 안녕

신체적 안녕을 위해서는 질병이 없고 튼튼할 뿐만 아니라 자신이 가진 최고의 신체기능을 통해 더 높은 수준의 건강상태를 이루어야 한다. 그렇게 되려면 신체는 기본적으로 외부환경의 변화에 대해 유기적이고 원활한 생리기능을 통해 항상성을 유지하고 적응할 수 있어야 한다. 또한 만성질환의 원인이 되는 인슐린 저항성의 상승과 비만을 막기 위해 에너지 균형을 유지하도록 음식섭취와 신체활동에 대한 올바른 습관을 형성해야 한다. 또한 국가건강검진 등 건강증진을 위한 적극적인 건강행위를 해야 한다. 그리고 만성질환에 이환된 경우 조기발견 및 조기치료를 통해 질병의 악화를 막고 건강관리를 통해 조속히 회복함과 동시에 합병증을 예방하고 원만히 사회 복귀에 성공해야 한다.

2) 정신적 안녕

외부와 내부의 수많은 스트레스에 적절하게 대처하거나 자신이 변화됨으로써 부정적 감정을 경험하는 시간과 횟수를 줄인다. 이러한 스트레스 관리를 위해 약물이나 위험행위를 통한 순간적 쾌락을 추구하는 것은 결코 스트레스 관리에 효과적이지 않다. 자신의 강점과 미덕을 발휘하고 세계를 긍정적인 관점에서 바라봄으로써 스트레스를 극복하고 만족스러운 삶을 살도록 노력하는 것이 필요하다. 또한 건강한 신체는 정신건강의 유지에 도움이 되므로 신체적 건강을 유지하면서 친밀한 감정을 바탕으로 한 대인관계에서 정신적 안정을 얻어 편안한 심리적 상태를 이루도록 한다.

3) 사회적 안녕

사회적 건강의 핵심은 역할과 관계이다. 사람들은 자신이 사회 내에서 자신에게 맡겨진 역할을 제대로 해내고 다른 사람들과 의미 있는 관계를 통해 소속감, 유대감 등을 느끼면 평안하다고 느낀다. 따라서 자신의 심리적, 성적 욕구를 기반으로 타인과 친밀함을 정신적 및 성적으로 주고받는 관계를 형성하되 서로의 성적자기결정권을 존중하고 배려함으로써 성적으로 건강한 생활을 한다. 또한 대인관계나 사회적 역할 수행에서의 어려움으로 인한 스트레스에 대해 대처하는 방법을 알고 오히려 스트레스를 자아발전의 기회로 삼아야 한다. 이러한 위기는 결과에 상관없이 인간이 자신이 어떤 사람인지를 좀 더 많이 알고 자신의 생각이나 가치관을 형성해나갈 수 있는 기회가 되므로, 이를 잘 활용하여 자아존중감을 높이고 자기정체성을 확고히 함으로써 타인과 안정된 관계를 형성할 수 있다.

참고문헌·사이트

참고문헌

게리, E., 앤드류, B., 스텐판, R., 생활습관의학연구회 역, 『생활습관의학』, 2nd ed, 범문에듀케이션, 2012.

김문실 외, 『간호학개론』, 고문사, 2019.

김동진, 「우리나라의 건강 형평성: 현황과 과제」, 보건복지포럼, 4, 2014

김연수, 김성진, 공보금, 강제욱, 문정준, 전동욱, 이상민, 주현빈, 정도운, 「성인 여성 성 추행 피해자들의 정신적 증상: 강간 피해자들과의 비교」, 정신신체의학, 24(2), 2016.

김양호 외, 『공중보건학』, 현문사, 2019.

김영혜 외, 『인간성장발달과 건강증진』, 수문사.

김영혜 외, 『청년기 건강』, 부산대학교출판부, 2011.

김정애, 이정열, 「국내 대학생들의 성경험 실태 및 성경험 예측 요인 분석」, 대한보건연구, 40(3), 2014.

김태임 외, 『성장발달과 건강』, 6판, 교문사, 2014.

김희걸 외, 『건강과 질병』, 현문사, 2019.

노혜진, 「청년 1인 가구의 사회적 관계」, 보건사회연구, 38(2), 2018.

대한감염학회, 『성인예방접종』, 군자출판사, 2019.

대한기능의학회, 『만성피로의 기능의학적 관리』, 대한의학, 2019.

대한영양의학회, 『영양의학』, 고려의학, 2002.

로버트, M. S., 이재담, 이지윤 공역, 『스트레스-Stress: 당신을 병들게 하는 스트레스의 모든 것』, 사이언스 북스, 2008.

이영미 외, 『생애주기영양학』, 양서원, 2014.

류혜숙 외, 『알수록 건강해지는 영양이야기』, 양서원, 2012.

마르샤, N., 케트린, P. S., 카렌, L., 사라, L. R., 이명숙 외 공역, 『임상영양학 (임상영양사를 위한 영양치료)』, 2nd ed, 양서원, 2013.

마를린, J. H., 데이비드, W., 셰릴, C. R., 김영혜 외 공역, 『아동간호학 각론』, 10th ed, 현문사, 2018.

마이클, K., 김정훈 역, 『중독에 빠진 뇌』, 해나무, 2014.

마이클, L. P., 제이, S., 김성훈 역, 『비만의 진화』, 컬처룩, 2014.

마틴, B., 다나, S. D., 김선주 외 공역, 『긍정심리학(인간강점의 실현)』, 2nd ed, 시그마프레스, 2017.

박상규 외, 『중독의 이해와 상담실제』, 학지사, 2017.

배정원, 『여자는 사랑이라 말하고, 남자는 섹스라 말한다』, 한언, 2010.

브라이언, K., 이안, Q. W., 김현택 외 공역, 『뇌와 행동의 기초』, 3rd ed, 시그마프레스, 2012.

브레넌, L., 페이스트, J., 업디그라프, J. A., 한덕웅 외 공역,『건강심리학』, 센게이지러닝코리아, 2019.

셀리그만, M., 김인자 외 공역, 『긍정심리학』, 물푸레, 2014.

송경애 외, 『최신 기본간호학I』, 수문사, 2019.

시몬드, D. B., 이희영 역, 『제2의 성』, 동서문화사, 2009.

신디, L., 윌리엄, J., 김옥용 외 공역, 『인체생리학』, 3rd ed, 바이오사이언스, 2009.

아카푸미, 미치코, 시호코, 켄지, 테이지, 신유선 외 공역, 『알기쉬운 영양학』, 10th ed, 수문사, 2017.

양해림 외, 『섹슈얼리티와 철학』, 철학과 현실사, 2009.

에델만, C., 쿠드마, E., 맨들, C., 김혜원 외 공역, 『인간발달과 건강증진』, 현문사, 2016.

오상우, 『대사증후군』, 청림라이프, 2012.

오영희, 김경래, 신창우, 배혜원, 「출산력 조사 (1974~2012)를 활용한 한국의 출산력 변천과정 연구」, 한국보건사회연구원 연구보고서 2016-21, 259, 2016.

유가효,「성인기 사랑의 개념적, 발달론적 이해에 대한 연구」, 젠더와 문화, 3(2), 2010.

이경혜 외,『여성모성간호학1』, 신광출판사, 2018.

이경혜 외,『여성모성간호학2』, 신광출판사, 2018.

이시형,『쉬어도 피곤한 사람들』, 비티북스, 2018.

이창규,「해외 동성결혼제도의 법적 논의와 국내 시사점」, 인권법평론, 17, 2016.

이혜경,「젠더 감수성의 이해와 간호교육」, 한국간호교육학회 학술대회, 2018.

전국대학보건관리학교육협회,『신공중보건학』, 계축문화사, 2006.

전국대학보건관리협회,『생활과 건강증진』, 3판, 계축문화사, 2016.

제니, N., 제인, W., 지역보건연구회 역,『건강증진이론과 실제』, 3rd ed, 계축문화사, 2011.

조재국,「의료전달체계의 발전방향과 정책과제」, 보건복지포럼, 11, 2010.

최삼욱,『행위중독』, 눈출판그룹, 2017.

케네스, S., 박미정 외 공역,『인체구조와 기능』, 6th ed, 수문사, 2012.

켈리, M., 신예경 역,『스트레스의 힘』, 21세기북스, 2015.

토마스, B., 케빈, G., 신의철 외 공역,『사례를 곁들인 보건의료체계의 이해』, 6th ed, McGraw-Hill education Korea, 2013.

파인스, 윤영삼 역,『Love, 사랑에 대해 알아야 할 모든 것』, 다산초당, 2005.

하재청 외,『새 성의 과학』, 월드사이언스, 2003.

헬렌, F., 정명진 역,『제1의 성』, 생각의 나무, 2005.

히로나카 나오유키, 황세정 역,『중독의 모든 것-중독이 개념에서부터 진단, 증상, 치료, 재활까지』, 큰북소리, 2016.

Ajzen, I., (1991), 「The theory of planned behavior」, Organizational Behavior and Human Decision Processes, 50(2).

Becker, M. H., Rosenstock, I. M., (1984), 「Compliance with medical advice」, Health care and human behavior.

Belsky, D. W., et al., (2015), 「Quantification of biological aging in young adults」, Proceedings of The National Academy of Sciences, 112(30).

Caspersen, C. J., Powell, K. E., Christenson, G. M., (1985), 「Physical activity, exercise, and physical fitness: definitions and distinctions for health-related research」, Public Health Reports, 100(2).

Clark, E. G., (1955), 「Modern concepts of epidemiology」, Journal of Chronic Diseases, 2(5).

Clark, E. G., Leavell, H. R., (1965), 『Preventive Medicine for the Doctor in His Community: an epidemiological approach』, McGraw-Hill, 684.

Ewles, L., (1985), 『Promoting health: a practical guide to health education』, John Wiley & Sons, 201.

Folkman, S., & Lazarus, R. S., (1984), 「Stress, appraisal, and coping」 (pp. 150-153). New York: Springer Publishing Company.

Helen, G. S., Jacob III, P., Nardone, N., Benowitz, N. L., (2018), 「IQOS: examination of Philip Morris International's claim of reduced exposure」, Tobacco Control, 27(Suppl 1).

Jahoda, M., (1958), 「Current concepts of positive mental health」, Joint commission on mental health and illness monograph series, Vol. 1.

Kasl, S. V., Cobb, S., (1966), 「Health behavior, illness behavior, and sick-role behavior: II, Sick-role behavior」, Archives of Environmental Health: An International Journal, 12(4).

Lee, S., Kim, J. S., Jung, J. G., Oh, M. K., Chung, T. H., Kim, J., (2019), 「Korean alcohol guidelines for moderate drinking based on facial flushing」, Korean journal of family medicine, 40(4).

Levine, J. A., Schleusner, S. J., Jensen, M. D., (2000), 「Energy expenditure of nonexercise activity」, The American Journal of Clinical Nutrition, 72(6).

Lyubomirsky, S., (2008), 『The how of happiness: A scientific approach to getting the life you want』, Penguin, 384.

Miller, J. W., (2005), 「Wellness: The history and development of a concept」, Spektrum Freizeit, 1.

Robert, A. H., (2011), 『Contraceptive technology 20th ed』, Bridging the Gap Communications, 906.

Roger, R. H., (2015), 『Human sexuality』, Pearson College Div, 696.

Segall, A., (1976), 「The sick role concept: Understanding illness behavior」, Journal of Health and Social Behavior.

Seyle, H., (1956), 「The physiology and pathology of exposure to stress」, Canadá: Acta.

Seyle, H., (1976), 「Forty years of stress research: principal remaining problems and misconceptions」, Canadian Medical Association Journal, 115(1).

Sternberg, R. J., (1986), 「A triangular theory of love」, Psychological Review, 93(2).

Wing, R. R., Hill, J. O., (2001), 「Successful weight loss maintenance」, Annual Review of Nutrition, 21(1).

World Health Organization, (2001), 『Strengthening mental health promotion』, World Health Organization, Fact sheet 220.

참고사이트

건강보험심사평가원, "국민관심질병통계", http://opendata.hira.or.kr, 2020.1.6.

국가암정보센터, "암예방과 검진", https://www.cancer.go.kr, 2019.10.14.

국가암정보센터, "통계로 보는 암", https://www.cancer.go.kr, 2019.12.30.

국민건강보험공단, "제도소개", https://www.nhis.or.kr

국민건강보험공단, "2018년 건강보험통계연보", https://www.hira.or.kr, 2019.11.4.

국가소음정보시스템, http://www.noiseinfo.or.kr

국민안전교육포털, "생애주기 안전교육지도", http://kasem.safekorea.go.kr

금연길라잡이, http://www.nosmokeguide.go.kr

대한감염학회, "성인예방접종 가이드라인 2019년", http://www.ksid.or.kr

대한고혈압학회, "2018년 고혈압 진료지침", http://www.koreanhypertension.org, 2018.11.13.

대한금연학회, "궐련형 전자담배에 대한 입장문", http://www.ksrnt.org, 2018.1.2.

대한당뇨병학회, "당뇨병 습관을 바꾸면 극복할 수 있다"
https://terms.naver.com/list.nhn?cid=51005&categoryId=51005

대한비만학회, "대한 비만진료지침 2018 지침 요약본", http://general.kosso.or.kr, 2018.

대한성학회, "성권리 선언", http://www.sexology.or.kr

대한영양사협회. https://www.dietitian.or.kr

보건복지부, "2016년 국민보건계정 보고서", http://www.mohw.go.kr, 2018.11.12.

보건복지부, "자살실태조사 2018", http://www.mohw.go.kr, 2019.9.23.

보건복지부, "정부, 건강한 식생활 위해 [국민 공통 식생활 지침] 제정", http://www.mohw.go.kr, 2016.4.7.

보건복지부, 대한의학회, "국가건강정보포털", http://health.cdc.go.kr/health/Main.do

보건복지부, 한국영양학회, "2015 한국인 영양소 섭취기준", http://www.kns.or.kr, 2016. 1.18.

부산대학교 효원상담원, https://pnucounsel.pusan.ac.kr

부산중독관리통합지원센터, http://www.busanacc.org

성범죄자알림e, https://www.sexoffender.go.kr

스마트쉼센터, https://www.iapc.or.kr

식품안전나라, “건강·영양”, https://www.foodsafetykorea.go.kr

식품의약품안전처, “담배 타르, 일반담배보다 궐련형 전자담배 더 많아”, https://www.mfds.go.kr, 2018.6.7.

에어코리아, http://www.airkorea.or.kr

질병관리본부, “2017 감염병 감시연보”, https://www.cdc.go.kr, 2018.6.28.

질병관리본부, “2018 만성질환 현황과 이슈”, https://www.cdc.go.kr, 2019.12.5.

질병관리본부 예방접종도우미, https://nip.cdc.go.kr/irgd/index.html

질병관리본부 국민건강영양조사, “2018 국민건강통계”, https://knhanes.cdc.go.kr, 2020.1.9.

통계청, “기대수명 및 유병기간 제외 기대수명”, http://www.index.go.kr. 2019.12.26.

통계청, “사망원인별 사망률 추이”, http://www.index.go.kr. 2019.9.25.

통계청, “시도/합계출산율, 모의연령별 출산율”, http://kosis.kr. 2019.8.28.

통계청, “가계동향조사 2019”, https://www.kostat.go.kr, 2019.4.25.

통계청, 여성가족부, “2019 청소년통계”, http://www.index.go.kr, 2019.5.1.

한국건강증진개발원, “국민건강증진종합계획, HP2020“, https://www.khealth.or.kr, 2016. 3.11.

한국도박문제관리센터, https://www.kcgp.or.kr

한국마약퇴치운동본부, “마약정보 및 자료”, http://www.drugfree.or.kr

한국여성정책연구원, “KWDI Brief 50-한국사회의 성평외 현안 인식조사 결과 발표”, https://www.kwdi.re.kr, 2019.1.15.

한국영양학회, “2015 식품구성자전거”, http://www.kns.or.kr

한국유방암학회, “유방암, 궁금하세요?”, http://www.kbcs.or.kr

한국정보화진흥원, https://www.nia.or.kr

한국지질·동맥경화학회, http://lipid.or.kr

행정안전부,"2018 재난연감", http://www.mois.go.kr

행동하는성소수자인권연대, "2008 성소수자권리선언", http://lgbtpride.or.kr, 2008.12.5.

The economist, "The glass-ceiling index", https://infographics.economist.com/2019/glass-ceiling, 2018.

The university of Sidney, http://www.glycemicindex.com

World Health Organization, "Global Health Estimates 2016, DALYs by cause, age and sex", http://www.who.int/healthinfo, 2019.10.10.

부산대학교 교양 시리즈 19

청년기 건강

초판 인쇄 2020년 4월 7일
초판 발행 2020년 4월 13일

저자 손현미·홍윤경
삽화 박경아
교정·교열 이해숙
디자인·편집 박지영
발행인 전호환
펴낸곳 부산대학교출판문화원

출판등록 제1983-000001호 1938. 11. 10.
부산광역시 금정구 부산대학로 63번길 2 (우편번호46241)
대표전화 051-510-1932 팩시밀리 051-512-7812
www.press.pusan.ac.kr

ISBN 978-89-7316-664-0
978-89-7316-662-6 (세트)
CIP2020012914

2019년 「국립대학 육성사업」 교양교과목 교재개발
청년기 건강

연구책임자 손현미 간호학과 부교수 · 홍윤경 간호학과 시간강사

※ 이 교재는 국립대학육성사업(REN)으로 편찬되었습니다.